# 天津市
# 儿童口腔健康流行病学

## 调查报告

（第2版）

主　编　胡　静
副主编　戴艳梅　冯昭飞　聂　帅　李翠翠　田宗蕊

U0217261

北京科学技术出版社

**图书在版编目（CIP）数据**

天津市儿童口腔健康流行病学调查报告／胡静主编.
2 版. — 北京 ：北京科学技术出版社，2024. -- ISBN
978-7-5714-4174-6

Ⅰ. R788

中国国家版本馆 CIP 数据核字第 202464Q2R7 号

策划编辑：张露遥
责任编辑：张露遥
责任校对：贾 荣
责任印制：李 茗
封面设计：昇一设计
出 版 人：曾庆宇
出版发行：北京科学技术出版社
社　　　址：北京西直门南大街 16 号
邮政编码：100035
电　　　话：0086-10-66135495（总编室）　　0086-10-66113227（发行部）
网　　　址：www. bkydw. cn
印　　　刷：北京顶佳世纪印刷有限公司
开　　　本：710 mm × 1000 mm　1/16
字　　　数：113 千字
印　　　张：9. 75
版　　　次：2024 年 9 月第 2 版
印　　　次：2024 年 9 月第 1 次印刷
ISBN 978-7-5714-4174 – 6

定　　价：68. 00 元

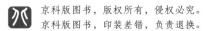

口腔健康是全身健康的重要组成部分，是社会文明的重要标志之一。口腔疾病不仅会引起咀嚼、语言及吞咽功能下降，其致病菌还可以引起或加重糖尿病、心血管疾病、消化和呼吸系统疾病等，成为许多全身系统性疾病的重要诱因。随着生活水平的提高，民众的口腔健康意识逐步增强，口腔卫生习惯不断改善，对于口腔卫生服务的需求日益增长，口腔健康水平明显提高。但是，与发达国家相比，我国的口腔健康整体水平还有待提高。

中共中央、国务院对于民众的口腔健康问题高度重视，近些年先后发布了一系列文件，反复强调口腔健康的重要性。在《"健康中国2030"规划纲要》中，提出"12岁儿童患龋率控制在25%以内"。在《中国防治慢性病中长期规划（2017—2025年)》中，大力提倡开展"三减三健"，即减盐、减油、减糖、健康口腔、健康体重和健康骨骼，目的是通过倡导健康的生活方式和行为习惯，预防和控制慢性病，提高人们的生活质量。良好的国家健康政策环境，为大力发展口腔健康事业提供了前所未有的契机。天津市从2012年就开展了全市儿童口腔疾病综合干预项目，大力推广窝沟封闭等儿童龋齿预防措施和口腔健康教育，充分体现了天津市口腔疾病预防工作者为促进民众口腔健康的强烈的社会责任感。

我国分别于1983年、1995年、2005年和2015年进行了4次全国口腔健康流行病学调查，天津市均作为抽样城市被纳入国家的调查，并取得了大量重要的数据，构成了全国调查数据中的重要内容。2019年，天津市口腔医院·南开大学口腔医院组织了第一次天津市儿童口腔健康流行病学调查，后期天津医科大学公共卫生学院流行病与卫生统计学系协助进行数据分析整理，出版了这本《天津市儿童口腔健康流行病学调查报告》（第2版）。书中报告了天津市儿童口腔健康状况和知、信、行等口腔健康行为的调查结果，摸清了天津市儿童口腔健康整体状况，不仅对天津市口腔疾病防治工作有明确的指导作用，而且对于全国的口腔健康促进工作也很有帮助。谨向参与本项工作的团队，天津市口腔医学同人表示由衷的感谢！

口腔健康教育与促进工作任重道远。让我们共同努力，为建设健康中国和口腔强国做出新的贡献。

中华口腔医学会会长　俞光岩

2021 年 5 月

　　以龋齿、牙周病为代表的口腔疾病是影响人体健康的常见病、多发病，不仅会引起咀嚼、语言功能下降，影响美观，还与心血管疾病、糖尿病、肥胖症、消化系统疾病、呼吸系统疾病、某些恶性肿瘤以及早产、低出生体重等全身系统性疾病的发生密切相关。

　　为掌握我国城乡居民口腔健康状况，我国于 1983 年、1995 年、2005 年和 2015 年进行了 4 次全国口腔健康流行病学调查，为不同时期口腔疾病防治策略的制定提供了依据。在这 4 次全国口腔健康流行病学调查中，天津市均作为抽样城市按照全国调查方案开展了调查工作，并取得了天津市居民口腔健康状况的相关数据，构成了全国调查数据中的一环。但是，这些调查数据对于天津市自身来说，并非具有最佳代表性。近 10 年来，随着社会经济的持续发展，天津市居民的饮食结构、口腔卫生习惯、口腔卫生服务资源的利用等均发生了改变，人们的口腔健康状况也出现了变化。因此，有必要在天津市开展一次可获得最具代表性数据的口腔健康流行病学调查。在充分考虑到时间、人员、组织、经费及与国家调查数据的可比性等因素的基础上，经天津市口腔医院与天津市卫生健康委员会疾病预防控制处研究，决定开展天津市儿童口腔健康流行病学调查（以下简称"流调"）。为保证此次流调顺利进行，天津市卫生健康委员会还与天津市教育委员会联合发文，对调查工作进行部署。

　　本调查方案依照原国家卫生和计划生育委员会于 2015 年发布的《口腔健康调查 检查方法》设定。为了了解天津市学龄前儿童的龋齿预防是否需要关口前移及学龄儿童的牙周健康状况，本次流调的调查对象按照第4次全国口腔健康流行病学调查的样本人群年龄范围选定，即学龄前儿童为3~5岁，学龄儿童为12~15岁。抽样工作在中国疾病预防控制中心和天津市疾病预防控制中心的专家的建议与指导下完成。调查对象包括天津市11个区的3~5岁、12~15岁两个年龄段的抽样人群，总样本量为10080人。调查内容分为两部分，即口腔健康检查和口腔健康问卷调查。口腔健康检查包括牙列状况、牙周状况、口腔黏膜状况、氟牙症状况和错颌畸形状况等；口腔健康问卷调查包括与口腔健康相关的生活习惯、喂养方式，对口腔健康的知识、态度和行为状况，以及口腔卫生服务利用情况等，其中3~5岁年龄组采用儿童家长接受问卷调查。

参加本次流调的全体流调队员均全程参加了2015年至2017年的第4次全国口腔健康流行病学调查的培训与现场调查工作。此次调查从2019年5月启动，至2019年12月底结束（7月、8月因暑假中断）。2020年1月至10月底进行调查数据录入、整理和统计分析。

在本次调查中，全体流调队员继续发扬参加第4次全国口腔流调时的拼搏精神，克服炎热、寒冷、风雨天气以及其他各种困难，废寝忘食地深入城乡的学校、幼儿园进行调查。特别是在农村地区的调查中，有时抽中的幼儿园或学校样本量不足，队员们就要在结束一个调查点的工作后，马不停蹄地赶往备选的调查点进行调查，虽然辛苦，但是大家乐在其中。各区卫生健康委员会疾病预防控制处的负责同志们为确保本次调查顺利进行，做了大量的前期组织和协调工作。调查工作也得到了被抽样学校、幼儿园的支持与配合。以上这些，保证了本次调查工作顺利开展、圆满结束。

《天津市儿童口腔健康流行病学调查报告》（第2版）比较全面地介绍了此次天津市儿童口腔健康流行病学调查的结果。报告分为4部分内容，包括绪论、调查结果、主要发现和政策建议，以及附录。第一部分介绍了本次调查的背景、目的和方法等；第二部分介绍了调查对象的基本情况，以及3~5岁、12~15岁人群的口腔健康检查和问卷调查结果；第三部分介绍了本次调查的主要发现，并结合这些发现提出一些政策建议；第四部分列出了本次调查所有描述性结果的表格。这些结果有助于了解天津市儿童口腔健康状况及其影响因素，儿童及家长对口腔健康的知识、态度、行为状况，以及口腔卫生服务利用情况；便于监测口腔健康状况的变化趋势，以评估群众的口腔卫生需求；为天津市制定口腔卫生保健工作规划提供科学的参考依据。

本次调查充分体现了科学设计、严密管理、严格控制和紧密合作的特点。本次流调创造了天津市历史上一个"第一"和一个"之最"，即第一次按照对天津市最具代表性的抽样方案进行抽样，调查的儿童样本量是天津市历史上最大的。

回顾本次流调的整个过程，我们对所有支持流调工作的各级卫生、教育行政部门的有关领导，对指导流调工作的有关专家，对默默工作、无私奉献的流调队员，对配合工作的基层卫生、学校、幼儿园的工作人员、老师，对以一丝不苟的精神和严谨的态度进行数据录入、整理、统计、撰写报告的专业人员表示由衷的感谢和崇高的敬意。

# 第一部分 绪 论

# 第二部分 调查结果

# 第三部分　主要发现和政策建议

# 第四部分　附　录

# 绪　论

以龋齿、牙周病为主的口腔疾病是人体常见病、多发病，患病率高，易感人群广泛。这些口腔疾病不仅会破坏人们的口腔组织结构，影响咀嚼、美观等功能，而且与全身系统性疾病之间也有非常密切的关系。例如，牙周病与心血管疾病、糖尿病、肥胖症、消化系统疾病、呼吸系统疾病、慢性肾脏病、类风湿关节炎、某些恶性肿瘤、阿尔茨海默病及早产、低出生体重等疾病密切相关。龋齿、牙周病等口腔疾病属于慢性病，其发生、发展以及对全身的影响往往从儿童时期就已经开始。为了解和掌握天津市儿童口腔健康的现状，同时也为了解儿童及其家长对口腔健康知识、态度和行为认知现状等情况，2019 年由天津市卫生健康委员会、天津市教育委员会联合部署、开展了天津市儿童口腔健康流行病学调查。

## 一、调查背景

近年来，随着我国社会经济的快速发展，人们的饮食结构发生了明显变化。食物越来越精细，加工食品在饮食中所占比例越来越高，含糖食品（包括含糖饮料）等消费越来越多，但人们的口腔保护意识却没有同步提高，良好的口腔卫生习惯也没有普遍形成。这种"分化"现象在农村地区更加明显，人们的口腔健康水平非但没有随着经济的发展而逐步提高，反而呈现下降的趋势。以儿童乳牙、恒牙患龋率为例，将我国在 2005 年和 2015 年分别进行的第 3 次、第 4 次全国口腔健康流行病学调查的数据对比可知，儿童乳牙、恒牙患龋率明显升高，口腔疾病防治面临巨大压力。开展口腔健康流行病学调查，有助于了解和掌握人群口腔健康的最新状况、影响口腔健康的危险因素等，可为不同时期口腔卫生政策和口腔疾病防治策略的制定提供依据。

我国分别在 1983 年、1995 年、2005 年、2015 年进行了 4 次全国口腔健康流行病学调查，对了解和掌握我国居民口腔健康状况以及口腔健康知识、态度和行为认知的普及情况起到了重要作用。在这几次全国口腔健康流行病学调查中，天津市均作为抽样城市被纳入国家的调查并取得了相关调查数据，构成了全国调查数据中的一环。但是，全国统一抽样使得调查数据对于天津市自身来说，并非具有最佳代表性，因此有必要开展一次可获得最具天津市代表性数据的口腔健康流行病学调查。考虑到时间、人员、组织、经费以及与国家调查数据的可比性等，相关部门经研究决定开展天津市儿童口腔健康流行病学调查。

此次调查的经费小部分来自由原国家卫生和计划生育委员会公益性行业科研专项资助的第 4 次全国口腔健康流行病学调查（天津）的剩余经费，大部分来自天津市口腔医院的经费支持。天津市卫生健康委员会、天津市教育委员会联合发文对此次调查进行组织部署，具体调查工作由天津市口腔医院实施完成。

## 二、调查目的

（1）掌握天津市儿童的口腔健康状况，包括龋齿和牙周病等口腔常见疾病的患病状况，分析影响口腔健康状况与常见口腔疾病发生的因素。

（2）了解天津市儿童及家长对于口腔健康的知识、态度和行为认知现状。

（3）分析天津市儿童口腔健康状况以及口腔卫生保健的知识、态度和行为认知的长期变化趋势，探索其变化规律和影响因素。

## 三、调查方法

调查方法均参照第 4 次全国口腔健康流行病学调查国家项目技术组制订的实施方案进行。

### （一）调查内容

本次调查分为口腔健康检查和口腔健康问卷调查两部分。12 ~ 15 岁年龄组问卷在问卷调查员的引导下，由学生现场独立填写完成；3 ~ 5 岁年龄组问卷调查由问卷调查员通过面对面询问被调查儿童家长的方式完成。

#### 1. 口腔健康检查

口腔健康检查内容包括牙列状况（冠龋、酸蚀症）、牙周状况（牙龈出血、牙石、牙周袋深度、附着丧失）、氟牙症、错颌畸形状况、颞下颌关节状况等。由 3 名经过国家级培训后合格的口腔医师按照统一标准完成。

2. 口腔健康问卷调查

口腔健康问卷调查采用 2 种调查问卷，分别用于 2 个年龄段的调查。其中 3~5 岁儿童的问卷由其监护人填写，重点在于收集儿童的生活习惯、喂养方式、家长发现的口腔健康问题、儿童口腔疾病就医情况以及家长对于口腔保健知识的认知情况。12~15 岁学生的问卷调查重点是对口腔健康的知、信、行现状，对自我口腔健康状况的评估以及口腔疾病就医情况。

## （二）调查对象

调查对象为 7 个年龄组（3 岁、4 岁、5 岁、12 岁、13 岁、14 岁、15 岁）的城乡常住人口（指在当地居住时间达到 6 个月以上）。

## （三）样本抽样

1. 样本量

本次天津市儿童口腔健康流行病学调查遵循科学、有效、可行的原则，按照城乡、性别分层，在全市幼儿园、中学统一抽样。本次调查共涉及全市 11 个区（西青区、武清区、宁河区、南开区、静海区、津南区、蓟州区、河北区、和平区、滨海新区、宝坻区）的 36 个调查点，即 18 所幼儿园（城、乡各半）和 18 所中学（城、乡各半）（表 1 - 1）。根据样本量计算公式进行估算，最终确认样本量：12~15 岁年龄组共 7920 人，3~5 岁年龄组共 2160 人，全市样本量为 10080 人。具体抽样过程如下（图 1 - 1）。

表 1 - 1 天津市各区幼儿园、中学抽样数（所）

| 序号 | 区名 | 幼儿园数 | 中学数 |
|------|------|----------|--------|
| 1 | 西青区 | 1 | 1 |
| 2 | 武清区 | 2 | 3 |
| 3 | 宁河区 | 0 | 1 |
| 4 | 南开区 | 0 | 3 |
| 5 | 静海区 | 2 | 2 |

续表

| 序号 | 区名 | 幼儿园数 | 中学数 |
|------|------|----------|--------|
| 6 | 津南区 | 3 | 0 |
| 7 | 蓟州区 | 5 | 1 |
| 8 | 河北区 | 1 | 0 |
| 9 | 和平区 | 2 | 0 |
| 10 | 滨海新区 | 2 | 4 |
| 11 | 宝坻区 | 0 | 4 |

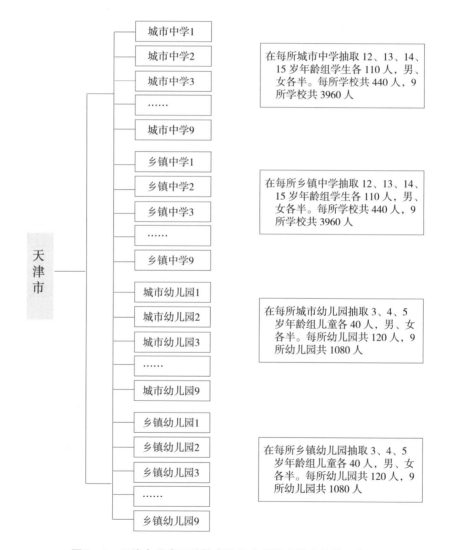

图1-1　天津市儿童口腔健康流行病学调查样本抽样示意图

### 2. 调查个体的抽取

考虑到本次调查所包含对象的年龄（组）特点，对不同年龄（组）采取以功能社区（学校、托幼机构）为基础的抽样方式，采取整群抽样。每所幼儿园随机抽取 3、4、5 岁年龄组儿童各 40 人，男、女各半；每所中学随机抽取 12、13、14、15 岁年龄组中学生各 110 人，男、女各半。

在调查实施过程中，某个调查点的 3 ~ 5 岁儿童或 12 ~ 15 岁学生的人数不足时，不足部分可于邻近调查点的托幼机构、中学抽取。

### （四）调查标准

口腔健康检查标准主要参考世界卫生组织《口腔健康调查基本方法》（第 5 版）和原国家卫生和计划生育委员会行业标准《口腔健康调查 检查方法》。口腔健康调查表和调查问卷（见附录 5）是在第 4 次全国口腔健康流行病学调查使用的《口腔健康调查表》和《口腔健康调查问卷》的基础上适当增加部分调查内容。

### （五）调查方式

口腔健康检查由 3 名经过国家级培训后合格的口腔医师按照统一标准完成，与之对应的记录员也经过统一培训。

口腔健康问卷调查由 3 名经过国家级培训后合格的问卷调查员完成。3 ~ 5 岁年龄组儿童的问卷调查在口腔健康检查现场以面对面询问家长的方式进行。12 ~ 15 岁年龄组学生问卷采取由问卷调查员统一说明、逐题引导，学生集体自填答卷的方式进行。

## 四、调查的组织与实施

天津市卫生健康委员会、天津市教育委员会负责全市儿童口腔健康流行病学调查的组织领导工作。

天津市各区卫生健康委员会、教育局负责组织所在辖区幼儿园、学校的抽样调查，目标儿童、学生的宣传动员，现场调查的组织协调等工作。

成立天津市儿童口腔健康流行病学调查项目办公室（挂靠天津市口腔医院），其负责全市儿童口腔健康流行病学调查工作的具体实施。成立天津市儿童口腔健康流行病学调查专家技术组，其负责调查实施方案的制订、人员培训、技术指导等工作。成立天津市儿童口腔健康流行病学调查队，其负责具体的现场调查工作。

调查人员接受理论和技术培训，完成标准一致性检验。各区卫生健康委员会、教育局根据抽样方案抽取调查对象，并通知调查对象到现场进行口腔健康检查和口腔健康问卷调查。调查前准备好所需的各种器械和物资，布置调查现场、设置调查流程，做好交叉感染控制。调查负责人每天做好工作日志，安排调查资料存放的场所，输入调查数据等。

# 五、调查的质量控制

## （一）临床检查的质量控制

临床检查的目的是收集口腔健康状况的信息，能否收集到准确和可靠的信息主要取决于临床检查和记录的质量。为确保口腔健康调查的质量，收集到准确、可靠的信息，由调查现场技术负责人进行口腔健康调查的质量控制。

1. 把握质量控制的关键环节

整个调查过程要做到按调查方案统一标准。统一调查中需使用的器材，如探针、检查椅、照明灯等；统一现场调查流程，包括口腔健康检查和口腔健康问卷调查现场的布置和程序安排；统一资料的录入和质量审核。

2. 加强对调查人员的选择和培训

调查人员主要包括口腔健康检查者、记录员、问卷调查员。检查者需具有一定业务水平，口腔医学硕士毕业，具有口腔执业医师资格，从事口腔临床工作3年以上，能认真、严格、耐心地进行临床检查，具有团队精神，身体健康、能吃苦耐劳。记录员由护士或经规范化培训后的医学生担任。问卷调查员由护士担任。所有调查人员均在培训合格后才能参加本次调查工作。

3. 检查者的培训

（1）进行现场调查前，检查者统一接受理论培训和临床检查培训。理论培训包括熟悉调查方案、准确掌握各项临床检查的方法和标准、调查表的使用方法等。临床检查培训时，每名检查者先连续对一组10名有不同程度龋齿状况和牙周袋深度的调查对象进行检查，然后对检查结果进行讨论，对检查标准进行校准，加以统一。

（2）标准一致性检验。每名检查者与参考检查者共同检查10个调查对象，评定其临床检查的一致性，包括检查者与参考检查者之间的一致性以及检查者之间的一致性。分别计算检查者与参考检查者之间龋齿状况和牙周袋深度检查结果的 Kappa 值。龋齿状况的 Kappa 值达到0.8以上为完全可靠，牙周袋深度的 Kappa 值达到0.6以上为可靠。

牙周状况中的其他内容（如牙龈出血、牙石等），按检查标准准备病例统一培训。

氟牙症通过用符合检查标准的典型病例照片进行培训，现场检查时如有疑问可将病例拍照后传给专家诊断。

4. 调查过程的质量控制

（1）调查现场的检查条件要一致，使用统一配置的移动牙科检查椅和社区牙周指数（CPI）探针。

（2）在检查过程中，记录员应与检查者密切配合，准确记录检查结果，及时发现可能出现的错误。记录员要注意检查的牙位和顺序，以免将检查结果填错位置，必要时主动报出牙位，与检查者核对。

（3）在口腔健康检查中应注意避免各项检查之间的相互干扰。

（4）建立质量控制制度，加强技术督导。在口腔健康检查中，调查对象按照5%的复查率，接受另一位检查者的复查。复查的项目包括龋齿状况和牙周袋深度。龋齿和牙周袋深度复查半口牙齿，保留所有复查结果并与正常检查结果一起做标准一致性分析。

若在复查时发现差异，调查队技术负责人应在调查对象离开之前请所有检查者一起讨论，重新领会标准，达成共识，但不能更改检查结果。

（5）调查队技术负责人应掌握和控制调查的过程，避免"抢时间""赶速度"。检查者不应在过度疲劳的状况下进行临床检查。

## （二）问卷调查的质量控制

为了保证问卷调查的顺利进行和调查的质量，必须对调查的每一个环节实行严格的质量控制。现场问卷调查的质量控制的目的是通过采取一系列的措施，使调查获得的数据尽可能反映真实情况。现场调查阶段的质量控制尤为重要。

### 1. 调查人员的选择和培训

严格挑选和培训问卷调查员是取得准确、可靠资料的重要前提。应选择愿意从事调查工作、有责任心、工作认真负责、耐心细致、有一定社交能力的口腔医务人员或卫生人员为调查人员。

每位调查人员都要接受培训。培训的内容有：明确调查的目的和意义，了解调查的设计原则和方法，统一调查指标及填写要求，规范询问的程序和方法，明确现场调查工作纪律。培训结束后，应对培训效果进行考查，问卷调查员技术的一致性应达到95%以上。

### 2. 建立调查质量核查制度

（1）现场调查过程中，在每一位调查对象离开现场前，调查人员都要对问卷的各项内容进行全面检查。如有疑问应重新询问核实，有错误要及时更正，有遗漏项目要及时补填，注意不要出现逻辑上的错误。

（2）问卷调查员应从正式调查开始后的当晚逐日检查问卷的完整性和准确性，发现错漏项时，尽量在第2天重新询问，予以补充更正。在认真核实无误后方可签字验收、封存报送。

（3）加强检查和督导。流行病学调查技术组要深入调查现场进行问卷调查的现场督导和检查。

# 六、数据的整理、录入和统计

## （一）数据整理

天津市口腔医院负责存储、管理本次调查中收集的数据，由专人负责，以确保信息的完整性、安全性、私密性；现场调查期间做到当日问卷、调查表当日核查，以防漏填错填，由专人负责数据贴码，将问卷和调查表配对核查；调查点工作结束后及时将原始纸质问卷及临床调查表转移至天津市口腔医院的市口腔病防治办公室，数据分盒分区存放，专人负责记录管理。

## （二）数据录入

每位调查对象均有唯一个体编码粘贴于纸质记录表，采取扫描方式录入编码，录入软件为 EpiData，并利用软件对所有数据进行双录入核查。一旦发现不一致问题，及时与原始表格核对，有错误及时更正，避免逻辑错误。

## （三）数据清理和统计分析

分别建立不同年龄组调查对象口腔健康检查数据库与问卷调查数据库，与天津医科大学公共卫生学院流行病与卫生统计学系合作，进行数据清理，利用 SAS 软件进行数据分析。分组方法按照城乡分层（分为城市和农村两层）、性别分层（分为男性和女性两层），3~5 岁年龄组问卷由儿童家长作答，性别分层依据其子女的性别。

## （四）主要统计指标及定义

口腔健康检查和口腔健康问卷调查的主要统计指标及定义见表 1-2 和表 1-3。

### 表1－2 口腔健康检查的主要统计指标及定义

| 统计指标 | 定义 |
| --- | --- |
| dt | 乳牙龋坏的牙数 |
| mt | 乳牙因龋缺失的牙数 |
| ft | 乳牙因龋充填的牙数 |
| 乳牙龋失补牙数（dmft） | 乳牙龋坏、因龋缺失和因龋充填的总牙数 |
| 乳牙龋均（dmft均数） | 人均乳牙龋坏、因龋缺失和因龋充填的牙数 |
| 乳牙患龋率（dmft＞0） | 患龋人数占受检人数的百分率 |
| DT | 恒牙龋坏的牙数 |
| MT | 恒牙因龋缺失的牙数 |
| FT | 恒牙因龋充填的牙数 |
| 恒牙龋失补牙数（DMFT） | 恒牙龋坏、因龋缺失和因龋充填的总牙数 |
| 恒牙龋均（DMFT均数） | 人均恒牙龋坏、因龋缺失和因龋充填的牙数 |
| 恒牙患龋率（DMFT＞0） | 患龋人数占受检人数的百分率 |
| 龋补充填比 | 因龋充填的牙数占患龋牙数及因龋充填牙数总和的百分比 |
| 窝沟封闭率 | 做过窝沟封闭的人数占受检人数的百分率 |
| 牙龈出血检出率 | 患有牙龈出血的人数占受检人数的百分率 |
| 牙石检出率 | 患有牙石的人数占受检人数的百分率 |
| 牙周袋检出率 | 患有≥4 mm牙周袋的人数占受检人数的百分率 |
| 深牙周袋检出率 | 患有≥6 mm牙周袋的人数占受检人数的百分率 |
| 牙周附着丧失检出率 | 患有≥4 mm牙周附着丧失的人数占受检人数的百分率 |
| 牙周健康率 | 全口无牙龈出血、无牙周袋及附着丧失不超过3 mm的人数占受检人数的百分率 |
| 氟牙症患病率 | 患氟牙症的人数占受检人数的百分率 |
| 社区氟牙症指数（CFI） | 反映一个地区人群中氟牙症流行情况和严重程度的指标 |
| 牙酸蚀症患病率 | 患有牙酸蚀症的人数占受检人数的百分率 |
| 牙齿畸形中央尖患病率 | 患有畸形中央尖的人数占受检人数的百分率 |

### 表1－3 口腔健康问卷调查的主要统计指标及定义

| 统计指标 | 定义 |
| --- | --- |
| 刷牙率 | 每天刷牙1次及1次以上者占调查人数的百分率 |
| 含氟牙膏使用率 | 在知晓牙膏是否为含氟牙膏的人群中，使用含氟牙膏人数占的比例，即使用含氟牙膏的人数/（使用含氟牙膏的人数＋没有使用含氟牙膏的人数）×100% |

| 统计指标 | 定义 |
|---|---|
| 牙线使用率 | 每天使用牙线人数占调查人数的百分率 |
| 牙签使用率 | 每天使用牙签人数占调查人数的百分率 |
| 口腔健康知识知晓率 | 人群回答正确的知识题目数占人群回答的知识题目总数的百分率 |
| 就医率 | 因口腔疾病就医经历的人数占调查人数的百分率 |
| 过去 12 个月内就医率 | 过去 12 个月内，因口腔疾病就医经历的人数占调查人数的百分率 |
| 过去 12 个月洁治率 | 过去 12 个月内，曾经有过洁治经历的人数占调查人数的百分率 |

# 调查结果

# 一、调查对象的基本情况

本次共调查 10366 人。其中按性别分层，男性 5210 人（占 50.3%），女性 5156 人（占 49.7%）；按城乡分层，城市 5262 人（占 50.8%），乡村 5104 人（占 49.2%）；按民族分层，汉族 10175 人（占 98.2%），其他民族 191 人（占 1.8%）；按年龄分层，3～5 岁 2247 人（占 21.7%），12～15 岁 8119 人（占 78.3%）。各年龄（组）调查对象样本量见表 2－1。

表 2－1　天津市被调查儿童的基本人口特征［$n(\%)$］

| 年龄 | 调查人数 | 性别 | | 城乡 | | 民族 | |
| --- | --- | --- | --- | --- | --- | --- | --- |
| | | 男 | 女 | 城市 | 乡村 | 汉族 | 其他 |
| 3 岁 | 733(32.6) | 366(49.9) | 367(50.1) | 374(51.0) | 359(49.0) | 723(98.6) | 10(1.4) |
| 4 岁 | 757(33.7) | 382(50.5) | 375(49.5) | 387(51.1) | 370(48.9) | 749(98.9) | 8(1.1) |
| 5 岁 | 757(33.7) | 372(49.1) | 385(50.9) | 387(51.1) | 370(48.9) | 754(99.6) | 3(0.4) |
| 3～5 岁 | 2247(21.7) | 1120(49.8) | 1127(50.2) | 1148(51.1) | 1099(48.9) | 2226(99.1) | 21(0.9) |
| 12 岁 | 2011(24.8) | 1011(50.3) | 1000(49.7) | 1001(49.8) | 1010(50.2) | 1971(98.0) | 40(2.0) |
| 13 岁 | 2034(25.0) | 1030(50.6) | 1004(49.4) | 1028(50.5) | 1006(49.5) | 1999(98.3) | 35(1.7) |
| 14 岁 | 2039(25.1) | 1023(50.2) | 1016(49.8) | 1041(51.1) | 998(49.0) | 1983(97.3) | 56(2.7) |
| 15 岁 | 2035(25.1) | 1026(50.4) | 1009(49.6) | 1044(51.3) | 991(48.7) | 1996(98.1) | 39(1.9) |
| 12～15 岁 | 8119(78.3) | 4090(50.4) | 4029(49.6) | 4114(50.7) | 4005(49.3) | 7949(97.9) | 170(2.1) |
| 合计 | 10366(100.0) | 5210(50.3) | 5156(49.7) | 5262(50.8) | 5104(49.2) | 10175(98.2) | 191(1.8) |

# 二、各年龄组口腔健康检查和问卷调查结果

## （一）3～5 岁年龄组

### 1. 口腔健康检查结果

天津市 3～5 岁年龄组儿童乳牙患龋率为 68.7%，乳牙龋均（dmft 均数）为 3.96，龋补充填比为 5.7%。各年龄组儿童的乳牙患龋率分别为 58.8%、71.1%、75.8%（图 2－1），乳牙龋均（dmft 均数）分别为 2.84、

4.29、4.70（图2-2）。由此可知，3~5岁儿童乳牙患龋状况随年龄增加而加重。天津市3~5岁年龄组儿童龋补充填比为5.7%，各年龄组儿童分别为1.7%、6.0%、7.7%，由此可知，年龄大的儿童龋补充填比相对更高。

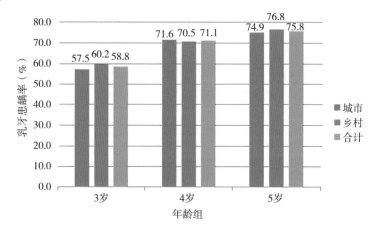

图2-1　天津市3~5岁年龄组儿童乳牙患龋率

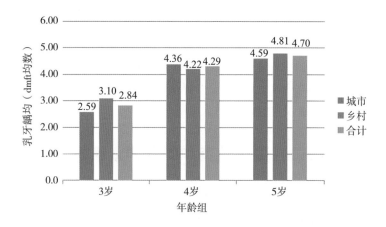

图2-2　天津市3~5岁年龄组儿童乳牙龋均

　　天津市各年龄组儿童乳牙患龋率为乡村略高于城市，女性略高于男性，但差别不明显；龋补充填比则为城市高于乡村，女性高于男性（表2-2）。

**表 2 – 2　天津市 3 ~ 5 岁年龄组儿童乳牙患龋率、龋失补牙数及龋补充填比**

| 年龄 | 分层因素 | 分类 | 受检人数 | 患龋率（%） | 龋坏牙数（dt） | | 因龋缺失牙数（mt） | | 因龋充填牙数（ft） | | 龋失补牙数（dmft） | | 龋补充填比（%） |
|---|---|---|---|---|---|---|---|---|---|---|---|---|---|
| | | | | | $\bar{x}$ | $s$ | $\bar{x}$ | $s$ | $\bar{x}$ | $s$ | $\bar{x}$ | $s$ | |
| 3 岁 | 城乡 | 城 | 374 | 57.5 | 2.53 | 3.37 | 0.00 | 0.05 | 0.06 | 0.42 | 2.59 | 3.42 | 2.5 |
| | | 乡 | 359 | 60.2 | 3.07 | 3.95 | 0.00 | 0.00 | 0.03 | 0.38 | 3.10 | 3.97 | 1.0 |
| | 性别 | 男 | 366 | 57.7 | 2.90 | 3.84 | 0.00 | 0.00 | 0.03 | 0.28 | 2.93 | 3.86 | 1.1 |
| | | 女 | 367 | 59.9 | 2.69 | 3.50 | 0.00 | 0.05 | 0.06 | 0.50 | 2.76 | 3.54 | 2.3 |
| | 合计 | | 733 | 58.8 | 2.79 | 3.67 | 0.00 | 0.04 | 0.05 | 0.40 | 2.84 | 3.70 | 1.7 |
| 4 岁 | 城乡 | 城 | 387 | 71.6 | 3.91 | 4.34 | 0.01 | 0.12 | 0.44 | 1.29 | 4.36 | 4.62 | 10.1 |
| | | 乡 | 370 | 70.5 | 4.15 | 4.32 | 0.00 | 0.05 | 0.07 | 0.44 | 4.22 | 4.33 | 1.7 |
| | 性别 | 男 | 382 | 71.2 | 4.18 | 4.43 | 0.01 | 0.07 | 0.23 | 0.95 | 4.41 | 4.55 | 5.3 |
| | | 女 | 375 | 70.9 | 3.87 | 4.23 | 0.01 | 0.12 | 0.29 | 1.04 | 4.17 | 4.41 | 6.9 |
| | 合计 | | 757 | 71.1 | 4.03 | 4.33 | 0.01 | 0.10 | 0.26 | 0.99 | 4.29 | 4.48 | 6.0 |
| 5 岁 | 城乡 | 城 | 387 | 74.9 | 3.97 | 4.15 | 0.02 | 0.14 | 0.60 | 1.49 | 4.59 | 4.47 | 13.2 |
| | | 乡 | 370 | 76.8 | 4.67 | 4.55 | 0.03 | 0.24 | 0.11 | 0.66 | 4.81 | 4.61 | 2.3 |
| | 性别 | 男 | 372 | 75.8 | 4.30 | 4.36 | 0.03 | 0.21 | 0.32 | 1.07 | 4.65 | 4.48 | 7.0 |
| | | 女 | 385 | 75.8 | 4.32 | 4.37 | 0.02 | 0.18 | 0.40 | 1.29 | 4.74 | 4.60 | 8.5 |
| | 合计 | | 757 | 75.8 | 4.31 | 4.36 | 0.02 | 0.19 | 0.36 | 1.19 | 4.70 | 4.54 | 7.7 |
| 3 ~ 5 岁 | 城乡 | 城 | 1148 | 68.1 | 3.48 | 4.03 | 0.01 | 0.13 | 0.37 | 1.22 | 3.86 | 4.30 | 9.7 |
| | | 乡 | 1099 | 69.2 | 3.97 | 4.33 | 0.01 | 0.14 | 0.07 | 0.51 | 4.05 | 4.37 | 1.8 |
| | 性别 | 男 | 1120 | 68.3 | 3.80 | 4.26 | 0.01 | 0.13 | 0.20 | 0.85 | 4.01 | 4.38 | 4.9 |
| | | 女 | 1127 | 69.0 | 3.64 | 4.11 | 0.01 | 0.13 | 0.25 | 1.01 | 3.90 | 4.29 | 6.5 |
| | 合计 | | 2247 | 68.7 | 3.72 | 4.19 | 0.01 | 0.13 | 0.22 | 0.94 | 3.96 | 4.33 | 5.7 |

　　在 3 ~ 5 岁年龄儿童中，有 2 颗龋齿（包括已充填龋齿）的人数最多，占 10.9%；其次为有 1 颗龋齿的儿童，占 8.0%；有 3 颗及 3 颗以上龋齿的人数比例基本上随龋齿数量增加而降低（图 2 – 3）。

　　3 ~ 5 岁年龄组儿童乳牙龋齿好发的牙位依次为上颌乳中切牙、下颌第一乳磨牙、下颌第二乳磨牙、上颌第一乳磨牙、上颌第二乳磨牙、上颌乳侧切牙（图 2 – 4）。

　　天津市 3 ~ 5 岁年龄组儿童，乳牙龋均（dmft 均数）构成比占比最大的为龋坏牙（dt），占 94.0%。此外，因龋充填牙（ft）占 5.7%，因龋缺失牙（mt）占 0.3%（图 2 – 5）。

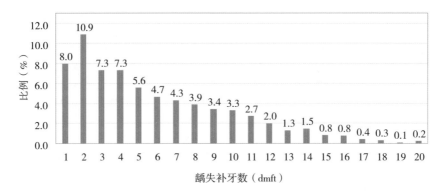

**图 2 - 3　天津市 3 ~ 5 岁年龄组儿童乳牙龋失补牙数频数分布**

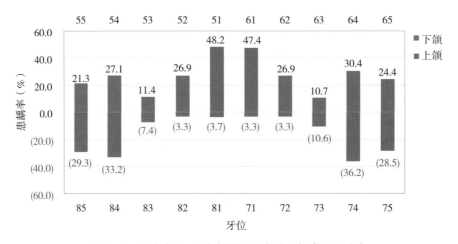

**图 2 - 4　天津市 3 ~ 5 岁年龄组儿童乳牙龋齿牙位分布**

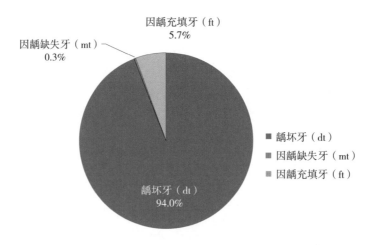

**图 2 - 5　天津市 3 ~ 5 岁年龄组儿童乳牙龋均（dmft 均数）构成情况**

2. 问卷调查结果

（1）儿童家长口腔健康知识和态度的认知现状

3~5岁年龄组儿童家长对"细菌可引起牙龈发炎"（90.5%）、"吃糖会导致龋齿"（86.5%）、"细菌可引起龋齿"（79.9%）、"刷牙出血不正常"（76.7%）、"乳牙龋坏需要治疗"（73.5%）、"刷牙可预防牙龈出血"（71.3%）的认知程度较高，但对"窝沟封闭能预防儿童龋齿"（31.9%）及"氟化物对牙齿有保护作用"（33.4%）的认知程度较低。对上述口腔健康知识全部知晓的家长仅为12.7%，城市儿童家长知晓率（17.9%）高于乡村儿童家长（7.2%）（表2-3）。

表2-3  天津市3~5岁年龄组儿童家长口腔健康知识知晓率（%）

| 区域 | 刷牙出血不正常 | 细菌可引起牙龈发炎 | 刷牙可预防牙龈出血 | 细菌可引起龋齿 | 吃糖会导致龋齿 | 乳牙龋坏需要治疗 | 窝沟封闭能预防儿童龋齿 | 氟化物对牙齿有保护作用 | 全部知晓 |
|---|---|---|---|---|---|---|---|---|---|
| 城市 | 81.4 | 90.9 | 74.3 | 83.3 | 87.8 | 79.3 | 42.0 | 41.6 | 17.9 |
| 乡村 | 71.7 | 90.2 | 68.2 | 76.3 | 85.2 | 67.5 | 21.4 | 24.8 | 7.2 |
| 合计 | 76.7 | 90.5 | 71.3 | 79.9 | 86.5 | 73.5 | 31.9 | 33.4 | 12.7 |

3~5岁儿童家长对"口腔健康对孩子的生活很重要"（98.1%）、"预防牙病靠孩子自身"（95.5%）、"定期的口腔检查很有必要"（92.4%）、"牙齿好坏与孩子自身的保护有关系"（78.2%）、"保护孩子六龄牙很重要"（74.5%）的认可度较高，但对"母亲牙齿不好会影响孩子牙齿"这一条的认可度较低，仅为36.8%。对上述说法全部持积极态度的家长所占比例为19.4%，城市儿童家长比例（23.3%）高于乡村儿童家长（15.4%）（图2-6）。

（2）儿童饮食习惯

在调查的3~5岁儿童中，进食含糖食品的比例较多，但睡前吃甜点或喝甜饮料的比例较低。21.2%的儿童每天吃1次及1次以上的甜点心及糖果，24.0%的儿童每天喝1次及1次以上的加糖牛奶或酸奶，7.2%的儿童每天喝1次及1次以上的甜饮料，6.1%的儿童晚上睡前经常吃甜点或喝甜饮料（图2-7）。

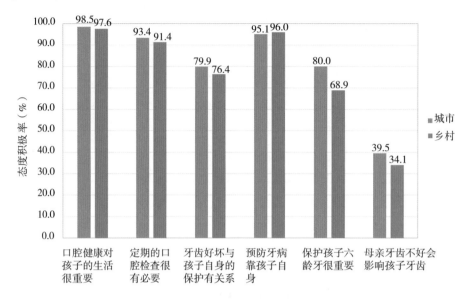

**图 2-6　天津市 3~5 岁年龄组儿童家长口腔健康态度情况**

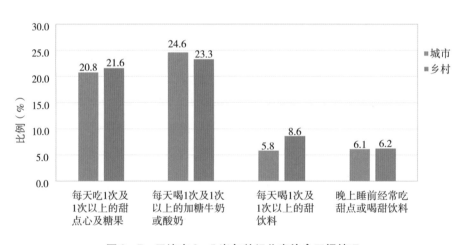

**图 2-7　天津市 3~5 岁年龄组儿童饮食习惯情况**

（3）儿童口腔卫生行为

多数 3~5 岁儿童开始刷牙的年龄是 2 岁（31.2%）和 3 岁（33.4%）。城市儿童开始刷牙的年龄早于乡村儿童，城市儿童开始刷牙的年龄为 2 岁的相对较多（35.2%），乡村儿童开始刷牙的年龄为 3 岁的相对较多（37.9%）。

3~5 岁儿童每天刷牙率为 76.5%，男童略低于女童，城市儿童高于乡村儿童。41.7% 的儿童每天刷牙次数为 1 次，34.8% 的儿童每天刷牙次数为 2

次及 2 次以上，19.0% 的儿童偶尔刷牙或不刷牙。城市儿童中每天刷牙次数为 2 次及 2 次以上的人数比例（46.2%）高于乡村儿童（23.0%）（图 2-8）。

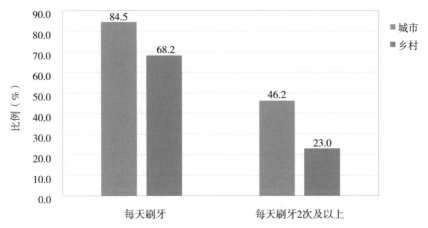

**图 2-8　天津市 3~5 岁年龄组儿童刷牙频次**

（4）儿童口腔卫生服务利用

69.1% 的 3~5 岁儿童近 1 年从来没有牙痛或不适，2.5% 的儿童经常有牙痛或不适。28.6% 的 3~5 岁儿童去医院接受过治疗，城市儿童就医率（36.1%）高于乡村儿童（20.7%）（图 2-9）。3~5 岁有就诊经历的儿童近 1 年就医率为 78.8%，其中城市儿童近 1 年就医率（80.9%）略高于乡村儿童（75.0%）。53.0% 的 3~5 岁儿童末次看牙时间距今不超过 6 个月，其中，城市儿童末次看牙时间距今不超过 6 个月的比例（55.6%）略高于乡村儿童（48.2%）（表 2-4）。

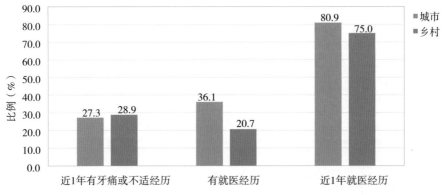

**图 2-9　天津市 3~5 岁年龄组儿童牙痛经历及就医情况**

表2－4 天津市3～5岁年龄组儿童近1年有牙痛或不适、就医率及末次看牙时间分布[n(%)]

| 区域 | 性别 | 近1年有牙痛或不适 | | | | 就医率 | 近1年就医率 | 末次看牙时间距今 | | |
| --- | --- | --- | --- | --- | --- | --- | --- | --- | --- | --- |
| | | 从来没有 | 偶尔有 | 经常有 | 不清楚 | | | <6个月 | 6~12个月 | >12个月 |
| 城市 | 男 | 380(68.1) | 151(27.1) | 11(2.0) | 16(2.8) | 189(33.9) | 147(77.8) | 102(54.0) | 45(23.8) | 42(22.2) |
| | 女 | 419(71.0) | 141(23.9) | 11(1.9) | 19(3.2) | 225(38.1) | 188(83.6) | 128(56.9) | 60(26.7) | 37(16.4) |
| | 合计 | 799(69.6) | 292(25.4) | 22(1.9) | 35(3.1) | 414(36.1) | 335(80.9) | 230(55.6) | 105(25.4) | 79(19.0) |
| 乡村 | 男 | 376(66.9) | 151(26.9) | 17(3.0) | 18(3.2) | 120(21.4) | 91(75.8) | 58(48.3) | 33(27.5) | 29(24.2) |
| | 女 | 377(70.2) | 133(24.8) | 17(3.2) | 10(1.8) | 108(20.1) | 80(74.1) | 52(48.2) | 28(25.9) | 28(25.9) |
| | 合计 | 753(68.5) | 284(25.8) | 34(3.1) | 28(2.6) | 228(20.7) | 171(75.0) | 110(48.2) | 61(26.8) | 57(25.0) |
| 城乡 | 男 | 756(67.5) | 302(27.0) | 28(2.5) | 34(3.0) | 309(27.6) | 238(77.0) | 160(51.8) | 78(25.2) | 71(23.0) |
| | 女 | 796(70.6) | 274(24.3) | 28(2.5) | 29(2.6) | 333(29.5) | 268(80.5) | 180(54.1) | 88(26.4) | 65(19.5) |
| | 合计 | 1552(69.1) | 576(25.6) | 56(2.5) | 63(2.8) | 642(28.6) | 506(78.8) | 340(53.0) | 166(25.9) | 136(21.1) |

3～5岁儿童过去一年内看牙总费用与每次看牙费用的中位数分别为300元、125元，城市儿童看牙总费用与每次看牙费用均高于乡村儿童（图2－10）。3～5岁儿童过去一年内就医次数中位数为1次，城市儿童平均就医次数高于乡村儿童。49.0%的儿童末次看牙首要原因为治疗，其次为咨询检查（38.5%）（图2－11）。3～5岁儿童中，316人（87.1%）就医费用的个人支付比例为100%，即完全自费，该年龄组中，城市儿童完全自费的比例为87.5%，乡村儿童为86.2%（表2－5）。

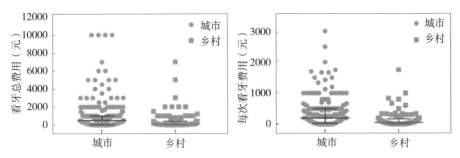

图2－10　天津市3～5岁年龄组儿童看牙费用情况

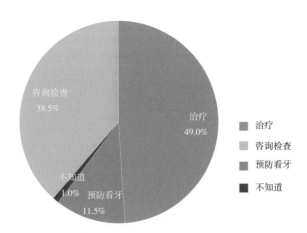

图2－11　天津市3～5岁年龄组儿童末次看牙原因分布

表2-5 天津市3~5岁年龄组儿童过去12个月内就医情况分析

| 区域 | 性别 | 调查人群中看牙总费用(元) | | 就医次数(次) | | 每次看牙费用(元) | | 末次看牙原因[n(%)] | | | |
|---|---|---|---|---|---|---|---|---|---|---|---|
| | | $P_{50}$ | $P_{25}-P_{75}$ | $P_{50}$ | $P_{25}-P_{75}$ | $P_{50}$ | $P_{25}-P_{75}$ | 咨询检查 | 预防看牙 | 治疗 | 不知道 |
| 城市 | 男 | 500 | (100,1000) | 2 | (1,3) | 300 | (50,500) | 57(38.8) | 21(14.3) | 69(46.9) | 0(0.0) |
| | 女 | 360 | (25,1000) | 2 | (1,3) | 200 | (15,400) | 56(29.8) | 21(11.2) | 109(58.0) | 2(1.0) |
| | 合计 | 500 | (30,1000) | 2 | (1,3) | 200 | (30,500) | 113(33.7) | 42(12.5) | 178(53.1) | 2(0.7) |
| 乡村 | 男 | 50 | (10,300) | 1 | (1,2) | 34 | (0,133) | 45(49.5) | 7(7.7) | 38(41.8) | 1(1.0) |
| | 女 | 75 | (10,500) | 1 | (1,2) | 70 | (15,167) | 37(46.3) | 9(11.3) | 32(40.0) | 2(2.4) |
| | 合计 | 60 | (10,400) | 1 | (1,2) | 50 | (0,167) | 82(48.0) | 16(9.4) | 70(40.9) | 3(1.7) |
| 城乡 | 男 | 300 | (20,1000) | 1 | (1,2) | 150 | (20,400) | 102(42.9) | 28(11.8) | 107(45.0) | 1(0.3) |
| | 女 | 270 | (20,1000) | 2 | (1,3) | 114 | (15,333) | 93(34.7) | 30(11.2) | 141(52.6) | 4(1.5) |
| | 合计 | 300 | (20,1000) | 1 | (1,3) | 125 | (20,333) | 195(38.5) | 58(11.5) | 248(49.0) | 5(1.0) |

71.4% 的 3 ~ 5 岁儿童在过去 12 个月内无看牙经历，其中首要原因为没有问题（41.2%），其次为不需要（25.0%）和牙坏得不严重（18.4%），城、乡儿童过去 12 个月内没有看牙的前 3 位原因相同（图 2 - 12）。

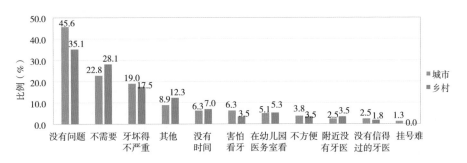

图 2 - 12　天津市 3 ~ 5 岁年龄组儿童过去 12 个月内没有看牙的原因

## （二）12 ~ 15 岁年龄组

### 1. 口腔健康检查结果

### （1）牙列情况

天津市 12 ~ 15 岁年龄组学生恒牙患龋率为 37.3%，恒牙龋均（DMFT 均数）为 0.83，龋补充填比为 30.5%，窝沟封闭率为 18.0%。天津市 12 ~ 15 岁各年龄组学生的恒牙患龋率分别为 32.4%、36.1%、39.7%、40.8%（图 2 - 13），恒牙龋均（DMFT 均数）分别为 0.65、0.76、0.93、0.99（图 2 - 14），各年龄组学生患龋状况随着年龄的增加而加重，龋补充填比分别为 26.9%、28.4%、31.3%、33.9%。天津市 12 ~ 15 岁年龄组学生恒牙患龋率及龋均分布为乡村高于城市、女生高于男生；龋补充填比为城市高于乡村，女生高于男生；窝沟封闭率为城市高于乡村，女生高于男生（表 2 - 6）。

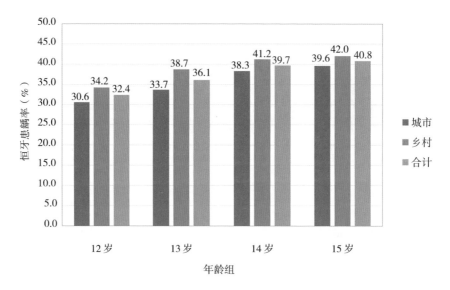

**图 2 – 13　天津市 12～15 岁年龄组学生恒牙患龋率**

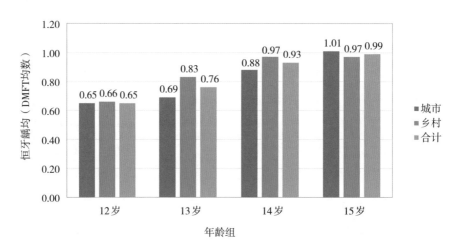

**图 2 – 14　天津市 12～15 岁年龄组学生恒牙龋均**

表2-6　天津市12～15岁年龄组学生恒牙患龋率、龋坏牙数、因龋缺失牙数、因龋充填牙数、龋失补牙数、龋补充填比及窝沟封闭率

| 年龄 | 分层因素 | 分类 | 受检人数 | 恒牙患龋率(%) | 龋坏牙数(DT) | | | 因龋缺失牙数(MT) | | | 因龋充填牙数(FT) | | | 龋失补牙数(DMFT) | | 龋补充填比(%) | 窝沟封闭率(%) |
|---|---|---|---|---|---|---|---|---|---|---|---|---|---|---|---|---|---|
| | | | | | $\bar{x}$ | s | 构成比(%) | $\bar{x}$ | s | 构成比(%) | $\bar{x}$ | s | 构成比(%) | $\bar{x}$ | s | | |
| 12岁 | 城乡 | 城 | 1001 | 30.6 | 0.38 | 0.87 | 58.9 | 0.00 | 0.05 | 0.5 | 0.26 | 0.95 | 40.6 | 0.65 | 1.29 | 40.8 | 24.0 |
| | | 乡 | 1010 | 34.2 | 0.57 | 1.13 | 86.5 | 0.00 | 0.00 | 0.0 | 0.09 | 0.40 | 13.5 | 0.66 | 1.22 | 13.5 | 22.4 |
| | 性别 | 男 | 1011 | 28.8 | 0.42 | 0.96 | 76.0 | 0.00 | 0.03 | 0.2 | 0.13 | 0.60 | 23.8 | 0.56 | 1.14 | 23.8 | 22.4 |
| | | 女 | 1000 | 36.0 | 0.53 | 1.06 | 70.6 | 0.00 | 0.04 | 0.3 | 0.22 | 0.84 | 29.1 | 0.75 | 1.36 | 29.2 | 24.0 |
| | 合计 | | 2011 | 32.4 | 0.48 | 1.01 | 72.9 | 0.00 | 0.04 | 0.2 | 0.18 | 0.73 | 26.8 | 0.65 | 1.26 | 26.9 | 23.2 |
| 13岁 | 城乡 | 城 | 1028 | 33.7 | 0.42 | 0.91 | 60.1 | 0.00 | 0.03 | 0.1 | 0.28 | 0.87 | 39.8 | 0.69 | 1.29 | 39.9 | 20.0 |
| | | 乡 | 1006 | 38.7 | 0.67 | 1.20 | 81.2 | 0.00 | 0.07 | 0.4 | 0.15 | 0.75 | 18.5 | 0.83 | 1.44 | 18.5 | 16.5 |
| | 性别 | 男 | 1030 | 31.5 | 0.46 | 0.93 | 77.8 | 0.00 | 0.03 | 0.2 | 0.13 | 0.53 | 22.1 | 0.59 | 1.09 | 22.1 | 17.3 |
| | | 女 | 1004 | 40.9 | 0.63 | 1.19 | 67.4 | 0.00 | 0.07 | 0.3 | 0.30 | 1.02 | 32.3 | 0.93 | 1.59 | 32.4 | 19.3 |
| | 合计 | | 2034 | 36.1 | 0.54 | 1.07 | 71.5 | 0.00 | 0.05 | 0.3 | 0.21 | 0.82 | 28.3 | 0.76 | 1.37 | 28.4 | 18.3 |
| 14岁 | 城乡 | 城 | 1041 | 38.3 | 0.51 | 1.07 | 57.8 | 0.00 | 0.04 | 0.2 | 0.37 | 1.09 | 42.0 | 0.88 | 1.53 | 42.1 | 18.5 |
| | | 乡 | 998 | 41.2 | 0.76 | 1.31 | 78.1 | 0.01 | 0.09 | 0.9 | 0.20 | 0.87 | 20.9 | 0.97 | 1.63 | 21.1 | 11.1 |
| | 性别 | 男 | 1023 | 35.1 | 0.56 | 1.17 | 72.4 | 0.00 | 0.05 | 0.4 | 0.21 | 0.82 | 27.2 | 0.77 | 1.42 | 27.3 | 13.2 |
| | | 女 | 1016 | 44.4 | 0.71 | 1.23 | 65.3 | 0.01 | 0.09 | 0.7 | 0.37 | 1.13 | 34.0 | 1.09 | 1.70 | 34.2 | 16.6 |
| | 合计 | | 2039 | 39.7 | 0.63 | 1.20 | 68.3 | 0.01 | 0.07 | 0.6 | 0.29 | 0.99 | 31.2 | 0.93 | 1.58 | 31.3 | 14.9 |

续表

| 年龄 | 分层因素 | 分类 | 受检人数 | 恒牙患龋率（%） | 龋坏牙数（DT） | | | 因龋缺失牙数（MT） | | | 因龋充填牙数（FT） | | | 龋失补牙数（DMFT） | | 龋补充填比（%） | 窝沟封闭率（%） |
|---|---|---|---|---|---|---|---|---|---|---|---|---|---|---|---|---|---|
| | | | | | $\bar{x}$ | s | 构成比（%） | $\bar{x}$ | s | 构成比（%） | $\bar{x}$ | s | 构成比（%） | $\bar{x}$ | s | | |
| 15岁 | 城乡 | 城 | 1044 | 39.6 | 0.55 | 1.14 | 54.6 | 0.01 | 0.09 | 0.7 | 0.45 | 1.39 | 44.7 | 1.01 | 1.84 | 45.0 | 18.0 |
| | | 乡 | 991 | 42.0 | 0.76 | 1.27 | 77.7 | 0.00 | 0.05 | 0.3 | 0.21 | 0.85 | 21.9 | 0.97 | 1.59 | 22.0 | 13.2 |
| | 性别 | 男 | 1026 | 36.2 | 0.56 | 1.12 | 69.9 | 0.00 | 0.05 | 0.4 | 0.24 | 0.86 | 29.7 | 0.80 | 1.45 | 29.8 | 12.2 |
| | | 女 | 1009 | 45.4 | 0.74 | 1.29 | 62.8 | 0.01 | 0.09 | 0.6 | 0.43 | 1.40 | 36.6 | 1.18 | 1.94 | 36.8 | 19.2 |
| | 合计 | | 2035 | 40.8 | 0.65 | 1.21 | 65.7 | 0.00 | 0.08 | 0.5 | 0.34 | 1.16 | 33.8 | 0.99 | 1.72 | 33.9 | 15.7 |
| 12～15岁 | 城乡 | 城 | 4114 | 35.6 | 0.46 | 1.01 | 57.5 | 0.00 | 0.06 | 0.4 | 0.34 | 1.10 | 42.1 | 0.81 | 1.51 | 42.3 | 20.1 |
| | | 乡 | 4005 | 39.0 | 0.69 | 1.23 | 80.4 | 0.00 | 0.07 | 0.4 | 0.16 | 0.75 | 19.2 | 0.86 | 1.48 | 19.3 | 15.8 |
| | 性别 | 男 | 4090 | 32.9 | 0.50 | 1.05 | 73.6 | 0.00 | 0.04 | 0.3 | 0.18 | 0.72 | 26.1 | 0.68 | 1.29 | 26.2 | 16.2 |
| | | 女 | 4029 | 41.7 | 0.65 | 1.20 | 66.0 | 0.00 | 0.08 | 0.5 | 0.33 | 1.12 | 33.5 | 0.99 | 1.67 | 33.6 | 19.8 |
| | 合计 | | 8119 | 37.3 | 0.58 | 1.13 | 69.1 | 0.00 | 0.06 | 0.4 | 0.25 | 0.94 | 30.5 | 0.83 | 1.50 | 30.6 | 18.0 |

被调查的天津市 12～15 岁年龄组学生中，有 1 颗龋齿（包括已充填龋齿）的人数最多，占 16.4%，有 2 颗龋齿的占 7.8%，有 3 颗龋齿的占 3.4%（图 2－15）。

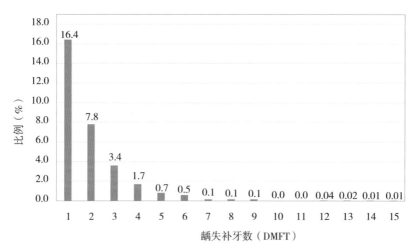

**图 2－15 天津市 12～15 岁年龄组学生恒牙龋失补牙数频数分布**

12～15 岁年龄组学生的恒牙龋齿好发部位依次为下颌第一磨牙、下颌第二磨牙、上颌第一磨牙（图 2－16）。

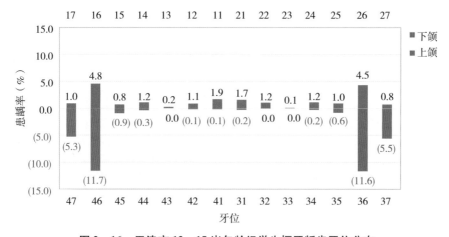

**图 2－16 天津市 12～15 岁年龄组学生恒牙龋齿牙位分布**

天津市 12～15 岁年龄组学生恒牙龋均（DMFT 均数）构成分析显示，龋坏牙（DT）所占比例最大，为 69.1%；其次是因龋充填牙（FT），占 30.5%；因龋缺失牙（MT）仅占 0.4%（图 2－17）。

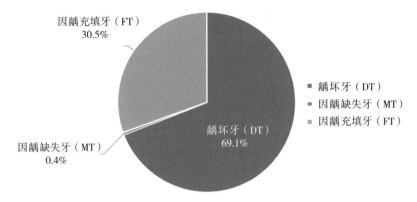

因龋充填牙（FT）
30.5%

龋坏牙（DT）
69.1%

因龋缺失牙（MT）
0.4%

- 龋坏牙（DT）
- 因龋缺失牙（MT）
- 因龋充填牙（FT）

**图2-17 天津市12~15岁年龄组学生恒牙龋均（DMFT均数）检出牙数及构成情况**

（2）牙周情况

12~15岁年龄组学生的牙周健康率为32.7%，年龄越高的学生牙周健康率相对越低。各年龄组的牙周健康率依次为34.0%、33.4%、33.0%、30.4%，城市学生牙周健康率（36.0%）高于乡村学生（29.3%）。牙龈出血检出率为67.3%，各年龄组学生牙龈出血检出率依次为66.0%、66.6%、67.0%、69.5%，年龄越高的学生牙龈出血检出率相对越高，城市学生牙龈出血检出率（64.0%）低于乡村学生（70.7%），人均牙龈出血的牙数为（2.99±3.78）颗。牙石检出率为58.5%，各年龄组学生的牙石检出率依次为49.8%、53.7%、62.6%、67.6%，年龄越高的学生牙石检出率相对越高。城市学生牙石检出率与乡村学生相近，男生牙石检出率（61.6%）高于女生（55.2%），人均检出牙石的牙数为（3.09±4.45）颗（表2-7）。

**表2-7 天津市12~15岁年龄组学生的牙周健康率、牙龈出血及牙石的检出率**

| 年龄 | 分层因素 | 分类 | 受检人数 | 牙周健康率（%） | 牙龈出血 | | | 牙石 | | |
|---|---|---|---|---|---|---|---|---|---|---|
| | | | | | 检出牙数 | | 检出率（%） | 检出牙数 | | 检出率（%） |
| | | | | | $\bar{x}$ | s | | $\bar{x}$ | s | |
| 12岁 | 城乡 | 城 | 1001 | 38.2 | 2.25 | 3.08 | 61.8 | 2.17 | 3.44 | 49.5 |
| | | 乡 | 1010 | 29.9 | 3.13 | 3.65 | 70.1 | 2.08 | 3.33 | 50.2 |
| | 性别 | 男 | 1011 | 34.7 | 2.51 | 3.17 | 65.3 | 2.24 | 3.37 | 53.2 |
| | | 女 | 1000 | 33.3 | 2.88 | 3.62 | 66.7 | 2.01 | 3.39 | 46.4 |
| | 合计 | | 2011 | 34.0 | 2.70 | 3.41 | 66.0 | 2.12 | 3.38 | 49.8 |

| 年龄 | 分层因素 | 分类 | 受检人数 | 牙周健康率（%） | 牙龈出血 | | | 牙石 | | |
|---|---|---|---|---|---|---|---|---|---|---|
| | | | | | 检出牙数 | | 检出率（%） | 检出牙数 | | 检出率（%） |
| | | | | | $\bar{x}$ | $s$ | | $\bar{x}$ | $s$ | |
| 13 岁 | 城乡 | 城 | 1028 | 35.6 | 2.54 | 3.35 | 64.4 | 2.66 | 3.99 | 54.1 |
| | | 乡 | 1006 | 31.1 | 3.39 | 4.00 | 68.9 | 2.42 | 3.66 | 53.4 |
| | 性别 | 男 | 1030 | 33.3 | 2.97 | 3.67 | 66.7 | 2.66 | 3.86 | 56.2 |
| | | 女 | 1004 | 33.5 | 2.95 | 3.76 | 66.5 | 2.42 | 3.80 | 51.2 |
| | 合计 | | 2034 | 33.4 | 2.96 | 3.71 | 66.6 | 2.54 | 3.83 | 53.7 |
| 14 岁 | 城乡 | 城 | 1041 | 36.4 | 2.60 | 3.61 | 63.6 | 3.41 | 4.75 | 61.7 |
| | | 乡 | 998 | 29.5 | 3.45 | 4.11 | 70.5 | 3.64 | 4.79 | 63.5 |
| | 性别 | 男 | 1023 | 31.6 | 3.03 | 3.72 | 68.4 | 3.76 | 4.69 | 66.3 |
| | | 女 | 1016 | 34.4 | 3.00 | 4.04 | 65.6 | 3.29 | 4.85 | 58.9 |
| | 合计 | | 2039 | 33.0 | 3.02 | 3.88 | 67.0 | 3.53 | 4.77 | 62.6 |
| 15 岁 | 城乡 | 城 | 1044 | 33.9 | 2.92 | 3.77 | 66.1 | 3.97 | 4.97 | 66.8 |
| | | 乡 | 991 | 26.7 | 3.67 | 4.35 | 73.2 | 4.38 | 5.50 | 68.3 |
| | 性别 | 男 | 1026 | 29.8 | 3.27 | 4.04 | 70.1 | 4.33 | 5.30 | 70.6 |
| | | 女 | 1009 | 31.1 | 3.31 | 4.12 | 68.9 | 4.00 | 5.18 | 64.4 |
| | 合计 | | 2035 | 30.4 | 3.29 | 4.08 | 69.5 | 4.17 | 5.24 | 67.6 |
| 12 ~ 15 岁 | 城乡 | 城 | 4114 | 36.0 | 2.58 | 3.47 | 64.0 | 3.06 | 4.39 | 58.1 |
| | | 乡 | 4005 | 29.3 | 3.41 | 4.04 | 70.7 | 3.12 | 4.50 | 58.8 |
| | 性别 | 男 | 4090 | 32.3 | 2.95 | 3.67 | 67.6 | 3.25 | 4.45 | 61.6 |
| | | 女 | 4029 | 33.1 | 3.03 | 3.90 | 66.9 | 2.93 | 4.44 | 55.2 |
| | 合计 | | 8119 | 32.7 | 2.99 | 3.78 | 67.3 | 3.09 | 4.45 | 58.5 |

　　15 岁年龄组牙周袋≥4 mm 的检出率为 1.4%，城市略低于乡村，男生略高于女生，但差别不明显（表 2－8）。牙周袋≥6 mm（深牙周袋）的检出率为 0.1%，牙周袋为 4～5 mm 的检出率为 1.3%（表 2－9）。

　　15 岁年龄组仅 1 人存在牙周附着丧失≥4 mm，检出率接近 0。

表2-8 天津市15岁年龄组学生的牙周袋、附着丧失的检出情况

| 区域 | 性别 | 受检人数 | 牙周袋≥4 mm | | | 附着丧失≥4 mm | | |
|---|---|---|---|---|---|---|---|---|
| | | | 检出牙数 | | 检出率（%） | 检出牙数 | | 检出率（%） |
| | | | $\bar{x}$ | s | | $\bar{x}$ | s | |
| 城市 | 男 | 531 | 0.03 | 0.32 | 1.3 | 0.00 | 0.09 | 0.2 |
| | 女 | 513 | 0.02 | 0.21 | 1.0 | 0.00 | 0.00 | 0.0 |
| | 合计 | 1044 | 0.02 | 0.27 | 1.2 | 0.00 | 0.06 | 0.1 |
| 乡村 | 男 | 495 | 0.04 | 0.35 | 1.8 | 0.00 | 0.00 | 0.0 |
| | 女 | 496 | 0.03 | 0.32 | 1.4 | 0.00 | 0.00 | 0.0 |
| | 合计 | 991 | 0.03 | 0.33 | 1.6 | 0.00 | 0.00 | 0.0 |
| 城乡 | 男 | 1026 | 0.03 | 0.33 | 1.6 | 0.00 | 0.06 | 0.1 |
| | 女 | 1009 | 0.02 | 0.27 | 1.2 | 0.00 | 0.00 | 0.0 |
| | 合计 | 2035 | 0.03 | 0.30 | 1.4 | 0.00 | 0.04 | 0.0 |

表2-9 天津市15岁年龄组学生的牙周袋最高记分的分布

| 区域 | 性别 | 受检人数 | 深牙周袋（≥6 mm） | | 浅牙周袋（4~5 mm） | | 无牙周袋 | |
|---|---|---|---|---|---|---|---|---|
| | | | 人数 | 百分比（%） | 人数 | 百分比（%） | 人数 | 百分比（%） |
| 城市 | 男 | 531 | 0 | 0.0 | 7 | 1.3 | 524 | 98.7 |
| | 女 | 513 | 0 | 0.0 | 5 | 1.0 | 508 | 99.0 |
| | 合计 | 1044 | 0 | 0.0 | 12 | 1.2 | 1032 | 98.8 |
| 乡村 | 男 | 495 | 1 | 0.2 | 8 | 1.6 | 486 | 98.2 |
| | 女 | 496 | 0 | 0.0 | 7 | 1.4 | 489 | 98.6 |
| | 合计 | 991 | 1 | 0.1 | 15 | 1.5 | 975 | 98.4 |
| 城乡 | 男 | 1026 | 1 | 0.1 | 15 | 1.5 | 1010 | 98.4 |
| | 女 | 1009 | 0 | 0.0 | 12 | 1.2 | 997 | 98.8 |
| | 合计 | 2035 | 1 | 0.1 | 27 | 1.3 | 2007 | 98.6 |

（3）氟牙症患病情况

被调查的天津市12~15岁年龄组学生氟牙症患病率为50.2%，乡村学生患病率高于城市学生，男生患病率略高于女生，但差别不明显；天津市12~15岁学生社区氟牙症指数（CFI）为1.02，乡村CFI（1.33）高于城市（0.73），男女差别不明显。患氟牙症的学生中，22.0%为极轻度氟牙症，16.1%为轻度氟牙症，9.9%为中度氟牙症，2.2%为重度氟牙症（图2-18）。

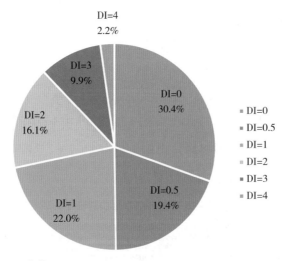

DI，氟牙症 Dean 指数

**图 2 – 18　天津市 12 ~ 15 岁年龄组学生氟牙症分级构成比**

（4）畸形中央尖情况

被调查的天津市 12 ~ 15 岁年龄组学生畸形中央尖患病率为 4.5%，女生高于男生，城乡差别不明显。患畸形中央尖的各年龄组学生中，中央尖出现折断的比例均大于中央尖完整的比例。

被调查的天津市 12 ~ 15 岁年龄组学生下颌畸形中央尖整体患病率高于上颌，上下颌畸形中央尖的好发牙位相似，畸形中央尖患病率最高的牙位是上、下颌第二前磨牙，其次为上、下颌第一前磨牙（图 2 – 19）。

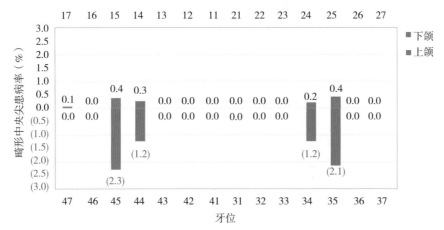

**图 2 – 19　天津市 12 ~ 15 岁年龄组学生畸形中央尖患病率牙位分布**

## 2. 问卷调查结果

### （1）口腔健康知识和态度的认识现状

被调查的天津市 12～15 岁年龄组学生对"刷牙可预防牙龈出血"知晓率最高（82.1%），其次是"细菌可引起牙龈发炎"（75.7%），"吃糖会导致龋齿"（71.5%），对"窝沟封闭可以保护牙齿"知晓率最低（42.8%）。知晓全部口腔健康知识的学生占 11.7%，城市学生（14.4%）高于乡村学生（8.9%）（表 2-10）。

**表 2-10　天津市 12～15 岁年龄组学生口腔健康知识知晓率（%）**

| 区域 | 性别 | 刷牙出血不正常 | 细菌可引起牙龈发炎 | 刷牙可预防牙龈出血 | 细菌可引起龋齿 | 吃糖会导致龋齿 | 氟化物对牙齿有保护作用 | 窝沟封闭可以保护牙齿 | 口腔疾病可能会影响全身健康 | 全部知晓 |
|---|---|---|---|---|---|---|---|---|---|---|
| 城市 | 男 | 72.0 | 77.1 | 82.3 | 58.5 | 69.4 | 57.1 | 47.3 | 68.5 | 14.2 |
| | 女 | 75.0 | 79.6 | 88.6 | 63.1 | 75.1 | 58.9 | 51.8 | 67.8 | 14.6 |
| | 合计 | 73.5 | 78.3 | 85.5 | 60.8 | 72.2 | 58.0 | 49.5 | 68.2 | 14.4 |
| 乡村 | 男 | 65.6 | 69.2 | 73.9 | 52.8 | 67.7 | 51.1 | 35.0 | 67.6 | 9.8 |
| | 女 | 67.7 | 76.7 | 83.4 | 57.6 | 73.9 | 50.8 | 36.8 | 62.5 | 8.1 |
| | 合计 | 66.6 | 72.9 | 78.6 | 55.2 | 70.8 | 51.0 | 35.9 | 65.1 | 8.9 |
| 城乡 | 男 | 68.9 | 73.2 | 78.2 | 55.7 | 68.6 | 54.2 | 41.3 | 68.1 | 12.1 |
| | 女 | 71.4 | 78.2 | 86.0 | 60.4 | 74.5 | 54.9 | 44.4 | 65.2 | 11.4 |
| | 合计 | 70.1 | 75.7 | 82.1 | 58.0 | 71.5 | 54.5 | 42.8 | 66.6 | 11.7 |

在 12～15 岁年龄组学生中，96.9% 的学生认为"口腔健康对自己的生活很重要"，95.1% 的学生认为"预防牙病首先靠自身"，93.0% 的学生认为"牙齿好坏不是天生的，与自身的保护有关系"，80.1% 的学生认为"定期的口腔检查很有必要"。对上述 4 项口腔健康观点均持积极态度的比例为 73.6%，城市（72.5%）略低于乡村（74.6%），男生（70.3%）低于女生（76.8%）（表 2-11）。

表 2 –11  天津市 12～15 岁年龄组学生口腔健康认知率（%）

| 区域 | 性别 | 口腔健康对自己的生活很重要 | 定期的口腔检查很有必要 | 牙齿好坏不是天生的，与自身的保护有关系 | 预防牙病首先靠自身 | 全部持积极态度 |
|---|---|---|---|---|---|---|
| 城市 | 男 | 96. 1 | 76. 9 | 90. 3 | 94. 8 | 68. 8 |
|  | 女 | 98. 0 | 81. 4 | 95. 7 | 95. 5 | 76. 4 |
|  | 合计 | 97. 0 | 79. 1 | 92. 9 | 95. 2 | 72. 5 |
| 乡村 | 男 | 96. 2 | 79. 7 | 90. 7 | 94. 8 | 72. 0 |
|  | 女 | 97. 5 | 82. 7 | 95. 3 | 95. 3 | 77. 3 |
|  | 合计 | 96. 9 | 81. 2 | 93. 0 | 95. 1 | 74. 6 |
| 城乡 | 男 | 96. 1 | 78. 3 | 90. 5 | 94. 8 | 70. 3 |
|  | 女 | 97. 8 | 82. 0 | 95. 5 | 95. 4 | 76. 8 |
|  | 合计 | 96. 9 | 80. 1 | 93. 0 | 95. 1 | 73. 6 |

（2）饮食习惯

被调查的天津市 12～15 岁年龄组学生中，26.9% 的学生每天吃 1 次及 1 次以上甜点心或糖果，25.7% 的学生每天喝 1 次及 1 次以上加糖的牛奶或酸奶，15.4% 的学生每天喝 1 次及 1 次以上甜饮料，37.0% 的学生每天吃 1 次及 1 次以上较硬的食物（图 2 – 20）。

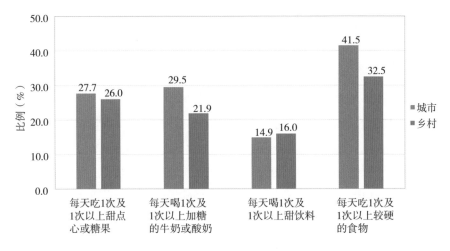

图 2 – 20  天津市 12～15 岁年龄组学生饮食习惯

（3）口腔卫生行为

被调查的天津市 12～15 岁年龄组学生每天刷牙率为 84.8%，城市学生（89.4%）高于乡村学生（80.1%）；城市学生每天刷牙 2 次及 2 次以上者占比（53.3%）高于乡村学生（33.4%）（图 2－21）；不使用牙线者占 82.1%，仅有 1.2% 的学生每周使用牙线，1.1% 的学生每天使用牙线。

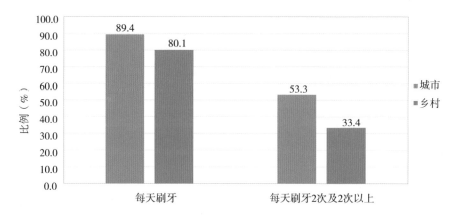

**图 2－21　天津市 12～15 岁年龄组学生的刷牙习惯**

（4）口腔卫生服务利用

被调查的天津市 12～15 岁年龄组学生中，42.5% 的学生过去 12 个月内从来没有牙痛，42.4% 的学生偶尔有牙痛，女生过去 12 个月牙痛的频次高于男生，城乡差别不明显（图 2－22）。

12～15 岁年龄组学生有牙外伤经历的占 13.6%，其中，牙外伤发生在校园外的占 81.9%，发生在校园内的占 21.6%。

12～15 岁年龄组学生有过就医经历的占 60.1%，城市学生中有就医经历的人数占比高于乡村学生。过去 12 个月内的就医率为 26.7%，城市学生过去 12 个月就医率高于乡村学生（图 2－22）。48.0% 的学生末次看牙原因是治疗牙齿问题，27.1% 的学生是咨询检查，15.2% 的学生是预防看牙（图 2－23）。

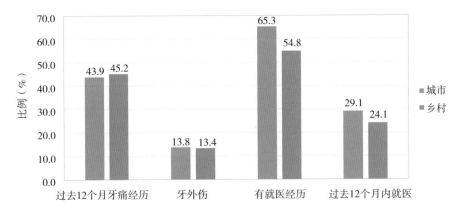

图 2-22 天津市 12~15 岁年龄组学生就医经历

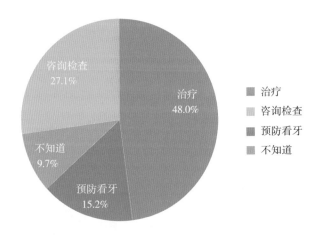

图 2-23 天津市 12~15 岁年龄组学生末次看牙原因分布

（5）口腔健康相关生活质量

口腔问题对生活质量产生的影响（包括严重影响和一般影响）中最明显的是进食（16.8%），其次为刷牙或漱口（11.5%），易烦恼（11.5%），露牙微笑（11.4%），睡眠（8.1%），人际交往（7.5%），发音（5.4%），上学（3.9%），做家务（1.8%）等。

# 主要发现和政策建议

# 一、主要发现

## （一）天津市学龄前儿童乳牙患龋率呈快速增长趋势，学龄儿童恒牙患龋率升高不明显

在 2005 年至 2019 年，天津市 5 岁年龄组乳牙龋齿患病水平呈明显上升趋势，患龋率从 55.5%（2005 年）上升到 75.8%（2019 年），上升了 20.3%；龋均从 2.00（2005 年）上升到 4.70（2019 年），上升了 2.7。12 岁年龄组恒牙龋齿患病水平上升趋势不明显，患龋率从 31.5%（2005 年）上升到 32.4%（2019 年），只上升了 0.9%；龋均从 0.60（2005 年）上升到 0.65（2019 年），只上升了 0.05（表 3 – 1）。

表 3 – 1　2005 年、2019 年天津市 5 岁、12 岁儿童龋齿患病水平变化趋势

| 年龄组 | 患龋率（%） | | 龋均（颗） | |
|---|---|---|---|---|
| | 2005 年 | 2019 年 | 2005 年 | 2019 年 |
| 5 岁 | 55.5 | 75.8 | 2.00 | 4.70 |
| 12 岁 | 31.5 | 32.4 | 0.60 | 0.65 |

本次调查与第 4 次全国口腔健康流行病学调查一样，增加了 3 岁、4 岁 2 个年龄组，不仅可以了解天津市 3～5 岁年龄组龋齿患病水平的变化趋势，还可以与全国调查数据进行比较。经调查发现，天津市 3～5 岁儿童乳牙患龋情况处于非常高的水平，3 岁儿童乳牙患龋率已经比较严重，达到 58.8%，4 岁、5 岁儿童乳牙患龋率更是达到 71.1% 和 75.8%，3 个年龄组的乳牙患龋率、龋均无论是城市还是农村均高于全国平均水平。此外，3 岁、4 岁、5 岁年龄组儿童中的因龋充填牙分别占 1.7%、6.0% 和 7.7%，虽高于全国平均水平，但是大部分乳牙龋坏并没有治疗（表 3 – 2）。

表3-2  天津市3~5岁年龄组乳牙患龋情况（2019年）与全国（2015年）对比

| 年龄组 | 乳牙患龋率（%） | | 龋均（颗） | | 龋补充填比（%） | |
|---|---|---|---|---|---|---|
| | 天津市 | 全国 | 天津市 | 全国 | 天津市 | 全国 |
| 3岁 | 58.8 | 50.8 | 2.84 | 2.28 | 1.7 | 1.5 |
| 4岁 | 71.1 | 63.6 | 4.29 | 3.40 | 6.0 | 2.9 |
| 5岁 | 75.8 | 71.9 | 4.70 | 4.24 | 7.7 | 4.1 |

世界卫生组织（WHO）将12岁年龄组恒牙龋均作为衡量龋齿患病水平的重要标准，并将龋齿患病水平分为4个等级（表3-3）。本次调查中，天津市12岁年龄组恒牙龋均为0.65，根据WHO龋齿患病水平评价指标尚属较低水平。与第3次全国口腔健康流行病学调查（2005年）中天津市12岁年龄组恒牙龋均相比，本次调查结果显示平均每人增加了0.05颗龋齿，上升了8.3%，增长幅度远低于全国增长水平（59.3%）（表3-4）。自2012年开始，天津市逐步推广了适龄儿童窝沟封闭项目，对全市所有在校的7~9岁学生免费进行筛查以及提供窝沟封闭防龋服务，同时普及相关的口腔健康知识，在龋齿的预防工作中发挥了积极的作用。此次调查发现，12岁年龄组的患龋率和龋均增长幅度均远低于全国增长水平（表3-5），这也从侧面印证了项目工作的意义。但是要达到国务院办公厅印发的《中国防治慢性病中长期规划（2017—2025年)》中提出的"12岁儿童患龋率控制在30%"的目标，尚有距离。

表3-3  WHO龋齿患病水平评价指标（12岁）

| 龋均（颗） | 等级 | 龋均（颗） | 等级 |
|---|---|---|---|
| <1.2 | 较低 | 2.7~4.4 | 中 |
| 1.2~2.7 | 低 | >4.4 | 高 |

表3-4  天津市12岁年龄组恒牙龋均（颗）与全国对比

| 地区 | 龋均（年份） | 龋均（年份） | 增长（%） |
|---|---|---|---|
| 天津市 | 0.60（2005） | 0.65（2019） | 8.3 |
| 全国 | 0.54（2005） | 0.86（2015） | 59.3 |

表3－5  天津市与全国12岁儿童恒牙窝沟封闭率、患龋率及龋均情况对比

| 地区 | 窝沟封闭率（%） | | | 患龋率（%） | | | 龋均（颗） | | |
|---|---|---|---|---|---|---|---|---|---|
| | 2005 年 | 2015 年 | 2019 年 | 2005 年 | 2015 年 | 2019 年 | 2005 年 | 2015 年 | 2019 年 |
| 天津市 | 0.1 | — | 23.2 | 31.5 | — | 32.4 | 0.60 | — | 0.65 |
| 全国 | 1.5 | 6.9 | — | 28.9 | 38.5 | — | 0.54 | 0.86 | — |

## （二）12～15岁年龄组牙周状况不容乐观

与2015年相比，2019年的12～15岁年龄组牙周状况仍不容乐观，12岁年龄组的牙龈出血检出率和牙石检出率均高于2015年，其中牙龈出血的检出率上升了7.1%，牙石的检出率上升了1.4%。2019年天津市抽样调查结果显示12～15岁年龄组的牙周健康率为32.7%，年龄越高的学生牙周健康率相对越低，城市学生牙周健康率高于乡村学生，这提示应加强乡村的口腔健康教育与宣传工作（表3－6）。

表3－6  天津市2005年、2015年、2019年12～15岁学生牙周状况比较

| 年龄 | 牙龈出血检出率（%） | | | 牙石检出率（%） | | |
|---|---|---|---|---|---|---|
| | 2005 年 | 2015 年 | 2019 年 | 2005 年 | 2015 年 | 2019 年 |
| 12 岁 | 8.4 | 58.9 | 66.0 | 30.0 | 48.4 | 49.8 |
| 15 岁 | — | 67.4 | 69.5 | — | 65.9 | 67.6 |
| 12～15 岁 | — | 62.8 | 67.3 | — | 57.7 | 58.5 |

## （三）口腔健康影响生活质量

口腔健康从方方面面影响着人们的生活质量，如咀嚼、发音等。2019年天津市儿童口腔健康流行病学调查结果显示，口腔问题对生活质量产生的影响中，最为明显的是进食，其次为口腔卫生维护、情绪、人际交往等。

## （四）口腔健康知、信状况

问卷调查中，大部分被调查者对口腔健康持积极态度。

3~5 岁儿童家长中，98.1% 的儿童家长认为"口腔健康对孩子的生活很重要"，95.5% 的家长认为"预防牙病首先靠孩子自身"，92.4% 的家长认为"定期的口腔检查很有必要"，78.2% 的家长认为"牙齿好坏不是天生的，与孩子自身的保护有关系"（表 3-7）。3~5 岁年龄组儿童家长对"细菌可引起牙龈发炎""吃糖会导致龋齿""细菌可引起龋齿""刷牙出血不正常""乳牙龋坏需要治疗""刷牙可预防牙龈出血"的认知程度较高，但对"窝沟封闭能预防儿童龋齿"及"氟化物对牙齿有保护作用"的认知程度较低（表 3-8）。

**表 3-7 天津市 3~5 岁年龄组儿童家长口腔健康态度分析 [n(%)]**

| 分类 | 口腔健康对孩子的生活很重要 | 定期的口腔检查很有必要 | 牙齿好坏不是天生的，与孩子自身的保护有关系 | 预防牙病首先靠孩子自身 | 保护孩子六龄牙很重要 | 母亲牙齿不好会影响孩子的牙齿 | 全部持积极态度 |
|---|---|---|---|---|---|---|---|
| 城市 | 1131 (98.5) | 1072 (93.4) | 917 (79.9) | 1092 (95.1) | 918 (80.0) | 453 (39.5) | 267 (23.3) |
| 乡村 | 1073 (97.6) | 1004 (91.4) | 840 (76.4) | 1055 (96.0) | 757 (68.9) | 375 (34.1) | 169 (15.4) |
| 合计 | 2204 (98.1) | 2076 (92.4) | 1757 (78.2) | 2147 (95.5) | 1675 (74.5) | 828 (36.8) | 436 (19.4) |

**表 3-8 天津市 3~5 岁年龄组儿童家长口腔健康知识知晓率 [n(%)]**

| 区域 | 刷牙出血不正常 | 细菌可引起牙龈发炎 | 刷牙可预防牙龈出血 | 细菌可引起龋齿 | 吃糖会导致龋齿 | 乳牙龋坏需要治疗 | 窝沟封闭能预防儿童龋齿 | 氟化物对牙齿有保护作用 | 全部知晓 |
|---|---|---|---|---|---|---|---|---|---|
| 城市 | 935 (81.4) | 1043 (90.9) | 853 (74.3) | 956 (83.3) | 1008 (87.8) | 910 (79.3) | 482 (42.0) | 478 (41.6) | 206 (17.9) |
| 乡村 | 788 (71.7) | 991 (90.2) | 749 (68.2) | 839 (76.3) | 936 (85.2) | 742 (67.5) | 235 (21.4) | 273 (24.8) | 79 (7.2) |
| 合计 | 1723 (76.7) | 2034 (90.5) | 1602 (71.3) | 1795 (79.9) | 1944 (86.5) | 1652 (73.5) | 717 (31.9) | 751 (33.4) | 285 (12.7) |

12~15 岁年龄组学生在口腔健康认知方面，96.9% 认为"口腔健康对自己的生活很重要"，95.1% 认为"预防牙病首先靠自己"，93.0% 认为"牙齿好坏不是天生的，与自己的保护有关系"，80.1% 认为"定期的口腔检查很有必要"（表 3-9）。在口腔健康知识的认知方面，对"刷牙可预防牙龈出血"知晓率最高，其次是"细菌可引起牙龈发炎""吃糖会导致龋齿"，对"窝沟封闭可以保护牙齿"知晓率较低，仅为 42.8%（表 3-10）。

表 3 – 9 天津市 12 ~ 15 岁年龄组学生口腔健康认知率 （%）

| 区域 | 性别 | 口腔健康对自己的生活很重要 | 定期的口腔检查很有必要 | 牙齿好坏不是天生的，与自己的保护有关系 | 预防牙病首先靠自己 | 全部持积极态度 |
|---|---|---|---|---|---|---|
| 城市 | 男 | 96.1 | 76.9 | 90.3 | 94.8 | 68.8 |
| | 女 | 98.0 | 81.4 | 95.7 | 95.5 | 76.4 |
| | 合计 | 97.0 | 79.1 | 92.9 | 95.2 | 72.5 |
| 乡村 | 男 | 96.2 | 79.7 | 90.7 | 94.8 | 72.0 |
| | 女 | 97.5 | 82.7 | 95.3 | 95.3 | 77.3 |
| | 合计 | 96.9 | 81.2 | 93.0 | 95.1 | 74.6 |
| 城乡 | 男 | 96.1 | 78.3 | 90.5 | 94.8 | 70.3 |
| | 女 | 97.8 | 82.0 | 95.5 | 95.4 | 76.8 |
| | 合计 | 96.9 | 80.1 | 93.0 | 95.1 | 73.6 |

表 3 – 10 天津市 12 ~ 15 岁年龄组学生口腔健康知识知晓率 （%）

| 区域 | 性别 | 刷牙出血不正常 | 细菌可引起牙龈发炎 | 刷牙可预防牙龈出血 | 细菌可引起龋齿 | 吃糖会导致龋齿 | 氟化物对牙齿有保护作用 | 窝沟封闭可以保护牙齿 | 口腔疾病可能会影响全身健康 | 全部知晓 |
|---|---|---|---|---|---|---|---|---|---|---|
| 城市 | 男 | 72.0 | 77.1 | 82.3 | 58.5 | 69.4 | 57.1 | 47.3 | 68.5 | 14.2 |
| | 女 | 75.0 | 79.6 | 88.6 | 63.1 | 75.1 | 58.9 | 51.8 | 67.8 | 14.6 |
| | 合计 | 73.5 | 78.3 | 85.5 | 60.8 | 72.2 | 58.0 | 49.5 | 68.2 | 14.4 |
| 乡村 | 男 | 65.6 | 69.9 | 73.9 | 52.8 | 67.7 | 51.1 | 35.0 | 67.6 | 9.8 |
| | 女 | 67.7 | 76.7 | 83.4 | 57.6 | 73.9 | 50.8 | 36.8 | 62.5 | 8.1 |
| | 合计 | 66.6 | 72.9 | 78.6 | 55.2 | 70.8 | 51.0 | 35.9 | 65.1 | 8.9 |
| 城乡 | 男 | 68.9 | 73.2 | 78.2 | 55.7 | 68.6 | 54.2 | 41.3 | 68.1 | 12.1 |
| | 女 | 71.4 | 78.2 | 86.0 | 60.4 | 74.5 | 54.9 | 44.4 | 65.2 | 11.4 |
| | 合计 | 70.1 | 75.7 | 82.1 | 58.0 | 71.5 | 54.5 | 42.8 | 66.6 | 11.7 |

## （五）口腔健康行为状况

天津市有良好口腔卫生习惯的儿童占比偏低。

在龋齿的发生过程中，糖起着不可推卸的作用。天津市 3 ~ 5 岁年龄组儿童中，21.2% 的儿童每天吃 1 次及 1 次以上的甜点心或糖果，24.0% 的儿童每天喝 1 次及 1 次以上的加糖牛奶或酸奶，7.2% 的儿童每天喝 1 次及 1 次以上的甜饮料；仅 51.4% 的儿童晚上睡前从不吃甜点心或喝甜饮料，6.1% 的儿童晚上睡前会经常吃甜点或喝饮料。

在 3~5 岁儿童中，只有 76.5% 每天都刷牙，其中 41.7% 每天只刷 1 次牙，仅 34.8% 每天早晚刷牙，19.0% 偶尔刷牙或不刷牙（表 3-11）。3~5 岁儿童开始刷牙年龄主要是 2 岁（31.2%）和 3 岁（33.4%）。城市儿童开始刷牙的年龄早于乡村儿童。城市儿童家长知道并使用含氟牙膏的人数占比（19.1%）高于乡村（9.4%），在使用牙膏刷牙的儿童中，含氟牙膏的使用率为 31.5%。

表 3-11　天津市 3~5 岁儿童刷牙率及每天刷牙次数 ［n(%)］

| 区域 | 性别 | 调查人数 | 每天刷牙 | 每天刷牙次数 | | | |
|------|------|----------|----------|------------|------|------|------|
| | | | | 2 次及 2 次以上 | 1 次 | <1 次 | 偶尔刷或不刷 |
| 城市 | 男 | 558 | 461 (82.6) | 239 (42.8) | 222 (39.8) | 19 (3.4) | 78 (14.0) |
| | 女 | 590 | 509 (86.3) | 291 (49.3) | 218 (36.9) | 21 (3.6) | 60 (10.2) |
| | 合计 | 1148 | 970 (84.5) | 530 (46.2) | 440 (38.3) | 40 (3.5) | 138 (12.0) |
| 乡村 | 男 | 562 | 381 (67.8) | 121 (21.5) | 260 (46.3) | 29 (5.2) | 152 (27.0) |
| | 女 | 537 | 368 (68.5) | 132 (24.6) | 236 (43.9) | 33 (6.1) | 136 (25.4) |
| | 合计 | 1099 | 749 (68.2) | 253 (23.0) | 496 (45.1) | 62 (5.6) | 288 (26.3) |
| 城乡 | 男 | 1120 | 842 (75.2) | 360 (32.1) | 482 (43.0) | 48 (4.3) | 230 (20.6) |
| | 女 | 1127 | 877 (77.8) | 423 (37.5) | 454 (40.3) | 54 (4.8) | 196 (17.4) |
| | 合计 | 2247 | 1719 (76.5) | 783 (34.8) | 936 (41.7) | 102 (4.5) | 426 (19.0) |

12~15 岁年龄组学生每天刷牙率为 84.8%，城市 12~15 岁学生每天刷牙 2 次及 2 次以上者占比高于乡村（图 2-21）；12~15 岁学生不使用牙线者占 82.1%，仅 1.2% 每周用牙线，1.1% 每天使用牙线。在调查的 12~15 岁学生中，99.6% 使用牙膏，仅有 9.4% 知晓自己使用的是含氟牙膏；12~15 岁学生的含氟牙膏使用率为 53.7%，城市学生含氟牙膏使用率（59.8%）高于乡村学生（45.7%）。

12~15 岁年龄组学生中，进食甜食的频率较高（图 2-20），26.9% 的学生每天吃 1 次及 1 次以上甜点心及糖果，25.7% 的学生每天喝 1 次及 1

次以上加糖的牛奶或酸奶，15.4%的学生每天喝1次及1次以上甜饮料。

12～15岁年龄组学生中，口腔不良习惯的发生率高达78.8%。其中，56.4%的学生有咬唇习惯，39.8%的学生有偏侧咀嚼习惯，30.4%的学生有咬手指的习惯（图3-1）。

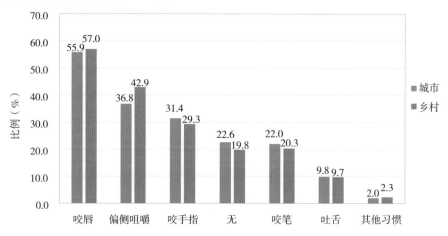

图3-1 天津市12～15岁年龄组学生的口腔不良习惯

### （六）口腔健康教育状况

12～15岁年龄组的学生中，上学期82.1%的学生没有上过口腔保健课程，12.5%的学生上过1～2次口腔保健课，仅有2.7%的学生上过3次以上口腔保健课，这说明天津市城乡学生的在校口腔健康教育比较匮乏。

### （七）口腔卫生服务利用

经调查发现天津市儿童口腔卫生服务利用率较低。

在接受调查的2247名3～5岁儿童中，过去12个月内就医率仅为28.6%，城市儿童就医率（36.1%）高于乡村儿童（20.7%），49.0%的儿童末次看牙首要原因为治疗，其次为咨询检查（38.5%）。

8.7%的3～5岁儿童家长认为孩子需要做牙齿矫正，而仅有0.6%的儿童做过牙齿矫正。

在接受调查的8119名12～15岁学生中，过去12个月内的就医率为

26.7%，城市学生过去 12 个月就医率高于乡村学生。12 ~ 15 岁学生末次看牙主要原因为治疗（48.0%），其次为咨询检查（27.1%）和预防看牙（15.2%）。

### （八）氟牙症患病情况

近 10 余年，天津市改水降氟工程取得明显成效，2019 年天津市儿童氟牙症的患病率较 2005 年降低了 14.6%，且氟牙症的严重程度明显减轻。然而，氟牙症的患病率仍高于全国平均水平，这提示天津市的改水降氟工程仍需进一步加强（表 3 – 12）。

**表 3 – 12　天津市近年来儿童氟牙症患病情况**

| | 氟牙症患病率（%） | | | 社区氟牙症指数（CFI） | | |
| | 2005 年 | 2015 年 | 2019 年 | 2005 年 | 2015 年 | 2019 年 |
|---|---|---|---|---|---|---|
| 天津市 | 63.6 | 44.9 | 49.0 | 1.53 | 0.98 | 0.99 |
| 全国 | 11.7 | 13.4 | — | 0.25 | 0.28 | — |

## 二、政策建议

### （一）制定政策，加强口腔疾病防治机构体系与专业人员队伍建设

#### 1. 制定相关口腔疾病防治政策

在市政府的主导下，加强市卫生行政部门与财政、教育等相关部门的协作，按照《"健康中国 2030"规划纲要》并根据天津市口腔疾病流行病学特点与患病状况制定有针对性的、切实可行的口腔卫生工作中长期规划和具体行动计划。

#### 2. 加强机构体系的建设，形成口腔疾病防治工作合力

（1）统筹医疗、预防、社会支持服务等机构的协同和跨部门合作，形成整合性医疗健康服务体系，避免服务重叠或缺位，创造全民参与的社会支持性环境。医疗、疾控与教育部门应发挥各自优势，通过部门间的协

作，形成口腔疾病防治工作合力。各级口腔专业防治机构（包括综合医院口腔科）应与各级疾控、妇幼保健机构等建立分工合作机制，协同开展全市口腔疾病防治工作。

（2）建立健全口腔疾病防治体系。各区成立区级口腔疾病防治指导中心，负责辖区内口腔疾病防治技术培训和工作指导，在此基础上充分发挥辖区各类口腔专业防治机构（包括综合医院口腔科）以及疾病预防控制等专业机构的作用，在社区中开展口腔健康教育和健康促进活动，为辖区居民提供规范的口腔卫生保健服务。

（3）加强城乡基层口腔疾病防治网络的建设。在城市社区卫生服务中心和乡镇中心医院、卫生院等设置口腔科，保证居民能够就近接受基本口腔卫生保健服务。

3. 加强专业人员队伍的建设

（1）解决我市口腔公共卫生人才资源绝对数量不足的问题。完善口腔医学教育专业设置，培养能落地基层的口腔医学专业人才，有效减少医疗资源的供需矛盾。

（2）设置专业科室，配备口腔防治专业人员。各级口腔专科医院应设置口腔预防科并配置口腔疾病预防专业人员；各级综合医院口腔科应配置从事口腔疾病预防的专业人员；有条件的城乡基层医院可配备口腔助理执业医师开展口腔疾病的初级预防。

（3）特别加强初、中级人才以及社区、村镇口腔技师的培养，制定有利于培养村镇和社区口腔卫生人才的政策，为基层培养"下得去、留得住、用得上"的高质量口腔卫生人才。

（4）增加基层公立医疗机构口腔科人员编制。针对目前天津市基层公立医疗机构，特别是农村地区卫生院，口腔专科医师人数偏少，完成口腔公共卫生项目工作压力过大的现状，有关部门应给予政策支持，增加这些医疗机构口腔专科医师的人员编制，这样既可以保质保量完成口腔公共卫生项目工作任务，又可以为居民提供日常口腔诊疗服务，同时减小基层口腔卫生工作者的工作压力。

（5）加强对口腔疾病防治专业人员的培养，并在职称晋升、待遇上出台相应政策。应加强对口腔疾病防治专业人员的培养与培训，提升天津市口腔疾病防治工作者，特别是基层口腔卫生工作者的口腔疾病防治能力。同时，在职称晋升、待遇上给予政策倾斜，消除口腔疾病防治专业人员的后顾之忧，使其更好地为天津市居民提供服务，提高天津市居民口腔健康水平。

## （二）针对重点人群开展口腔疾病综合防控

针对孕产妇、儿童等重点人群和龋齿、牙周病等重点口腔疾病开展综合防控。

### 1. 关口前移，预防儿童乳牙龋齿

本次调查结果显示，天津市3岁儿童乳牙患龋率达到了58.8%，随着年龄增长，乳牙患龋率快速升高，5岁儿童乳牙患龋率已达到75.8%，均高于全国平均水平，表明天津市儿童乳牙患龋形势极为严峻。乳牙龋齿预防关口需前移至孕妇和婴幼儿。这项工作需要各级口腔专业防治机构与妇产、妇幼机构以及城乡基层医疗机构共同完成。

（1）针对育龄女性开展孕前、孕期口腔健康教育。让育龄女性了解带着龋病、牙周疾病等口腔病怀孕对孕妇及胎儿的危害，做到孕前治疗口腔疾病。让每一个准妈妈了解正确的口腔健康知识，避免不良的喂养、饮食和口腔卫生习惯，从源头预防龋齿的发生。

（2）重点加强对0~3岁婴幼儿龋齿的预防。要让孩子的主要看护人了解正确的喂养、饮食和口腔卫生习惯，掌握为婴幼儿进行家庭口腔护理的基本技能并认真实施；做好婴幼儿定期口腔检查，并将其纳入基本公共卫生服务之中。

### 2. 加强儿童口腔疾病综合干预

（1）学龄前儿童。对学龄前儿童家长进行健康教育，普及口腔健康知识，提高家长的口腔健康意识，促进家长关注儿童口腔健康，在家庭生活中帮助儿童建立起口腔健康行为习惯。指导家长正确使用牙刷、牙线等帮

助儿童进行菌斑控制，并推广使用含氟牙膏。通过定期（推荐每半年一次）进行口腔检查和龋齿风险评估，针对儿童的患龋风险采用口腔卫生指导、局部应用含氟涂料（推荐每半年一次，龋高危儿童推荐每 3 个月一次）、早期龋齿充填等龋齿综合管理措施，预防龋齿的发生，遏制龋齿的发展。加强宣传，鼓励及早进行牙颌畸形的矫治。

（2）学龄儿童。联合教育等部门在学校开展儿童口腔疾病综合干预项目，并把口腔健康教育的内容纳入健康教育课程中，使学龄儿童可以掌握基本口腔健康知识和龋齿、牙周病、牙颌畸形的防治，促进儿童养成良好的饮食和口腔卫生习惯，提高学龄儿童口腔健康素养。同时继续完善由中央财政和市财政共同支持的全市儿童口腔疾病综合干预项目，在天津市适龄儿童窝沟封闭全覆盖的基础上，将局部涂氟等内容纳入"基本公共卫生服务包"。将检查覆盖范围扩大到所有学龄儿童，以满足牙齿萌出较早或较晚儿童的封闭需求，使新发龋坏和充填物脱落也可以得到及时治疗。依托"三减三健"等全民健康生活方式促进活动，通过"减糖"，特别是减低青少年含糖饮料的消耗量，切实减少龋齿发生。同时，提倡使用牙线、定期口腔洁治，维护牙周健康，定期进行口腔健康检查，对早期龋齿进行充填治疗。

3. 重视农村儿童口腔健康问题

调查结果显示，农村地区儿童口腔疾病患病情况不容乐观。随着农村地区经济水平的发展，生活水平不断提高，农村儿童接触甜食的频率越来越高，但儿童与家长对口腔保健的认知却没有同步跟上，因此，口腔健康知识的普及以及健康生活方式的推广尤为重要。合理进糖、有效清洁牙齿等健康生活方式应通过相关政策、多种形式宣传教育向大众普及。口腔健康教育方式要通俗易懂，准确达意。加强农村地区口腔医疗资源投入，有条件的地区可将城镇统筹医疗和农村新农合覆盖农村儿童的早期龋齿充填等，以实际行动促进农村地区儿童口腔健康水平。

**（三）动员社会力量加强口腔健康教育，提高天津市居民口腔健康素养**

健康教育与健康促进离不开全社会的参与。应进一步建立健全天津市口腔健康教育体系，充分调动口腔专业人员的积极性，充分利用口腔专业机构、学术团体、社会组织的优势，充分发挥传统媒体、新媒体对特定人群的覆盖指向作用，广泛开展覆盖全人群、贯穿全生命周期的口腔健康教育，提高天津市居民口腔健康意识，普及口腔保健知识。在开展口腔健康知识普及过程中要注重规范化、科学化，要以"3·20世界口腔健康日""9·20全国爱牙日"为契机，将口腔健康教育集中宣传与日常宣传相结合，大力推广科学刷牙、使用含氟牙膏刷牙、饭后漱口等口腔保健常识，引导人民群众树立正确的口腔健康观念，养成科学的口腔健康行为。

**（四）加强动态监测，科学评估天津市居民口腔健康状况**

应动态监测天津市居民口腔疾病发病与分布特征以及变化趋势。建议结合国家口腔健康流行病学调查，每5～10年进行一次全市口腔健康流行病学调查，其所取得的数据与分析结果可为制订天津市口腔疾病防控规划、具体实施、调整防治策略以及评价规划的实施效果提供科学依据。

**（五）统筹多方资源，建立健全口腔健康服务保障体系**

天津市应加大对口腔健康服务工作的投入，逐步建立政府、社会和个人多元化资金筹措机制，加大对农村地区的支持保障力度。完善现有的居民医疗保险和社会保障制度，满足人们基本的口腔保健需求，将龋齿、牙髓病和牙周病等重点口腔疾病的防治，尤其是针对儿童口腔疾病的预防措施纳入基本医疗保险中。

**（六）运用高科技手段，全面提升儿童口腔疾病综合干预成效**

借助信息管理技术，打造个性化口腔健康档案，详尽记录口腔检查结果，通过微信小程序创新平台，推送科普视频，以及定期口腔保健提醒，让健康知识触手可及；创新科普教育形式，建立现代化口腔科普教育基地，开展口腔科普产品研发，结合虚拟仿真技术和口腔科普虚拟仿真产品，打造沉浸式、交互式的学习环境，寓教于乐，让口腔健康教育更具吸收力。

第四部分
DISI BUFEN
# 附　录

# 附录1 天津市儿童口腔流行病学
# 调查结果统计表

**天津市被调查儿童的基本人口特征 [n(%)]**

| 年龄 | 调查人数 | 性别 | | 城乡 | | 民族 | |
|---|---|---|---|---|---|---|---|
| | | 男 | 女 | 城市 | 乡村 | 汉族 | 其他 |
| 3岁 | 733(32.6) | 366(49.9) | 367(50.1) | 374(51.0) | 359(49.0) | 723(98.6) | 10(1.4) |
| 4岁 | 757(33.7) | 382(50.5) | 375(49.5) | 387(51.1) | 370(48.9) | 749(98.9) | 8(1.1) |
| 5岁 | 757(33.7) | 372(49.1) | 385(50.9) | 387(51.1) | 370(48.9) | 754(99.6) | 3(0.4) |
| 3~5岁 | 2247(21.7) | 1120(49.8) | 1127(50.2) | 1148(51.1) | 1099(48.9) | 2226(99.1) | 21(0.9) |
| 12岁 | 2011(24.8) | 1011(50.3) | 1000(49.7) | 1001(49.8) | 1010(50.2) | 1971(98.0) | 40(2.0) |
| 13岁 | 2034(25.0) | 1030(50.6) | 1004(49.4) | 1028(50.5) | 1006(49.5) | 1999(98.3) | 35(1.7) |
| 14岁 | 2039(25.1) | 1023(50.2) | 1016(49.8) | 1041(51.1) | 998(49.0) | 1983(97.3) | 56(2.7) |
| 15岁 | 2035(25.1) | 1026(50.4) | 1009(49.6) | 1044(51.3) | 991(48.7) | 1996(98.1) | 39(1.9) |
| 12~15岁 | 8119(78.3) | 4090(50.4) | 4029(49.6) | 4114(50.7) | 4005(49.3) | 7949(97.9) | 170(2.1) |
| 合计 | 10366(100.0) | 5210(50.3) | 5156(49.7) | 5262(50.8) | 5104(49.2) | 10175(98.2) | 191(1.8) |

天津市 3～5 岁年龄组儿童前牙反𬌗情况

| 区域 | 性别 | 3 岁 | | | 4 岁 | | | 5 岁 | | | 3～5 岁 | | |
|---|---|---|---|---|---|---|---|---|---|---|---|---|---|
| | | 受检人数 | 前牙反𬌗人数 | 检出率（%） | 受检人数 | 前牙反𬌗人数 | 检出率（%） | 受检人数 | 前牙反𬌗人数 | 检出率（%） | 受检人数 | 前牙反𬌗人数 | 检出率（%） |
| 城市 | 男 | 178 | 12 | 6.7 | 191 | 9 | 4.7 | 189 | 14 | 7.4 | 558 | 35 | 6.3 |
| | 女 | 196 | 23 | 11.7 | 196 | 11 | 5.6 | 198 | 10 | 5.1 | 590 | 44 | 7.5 |
| | 合计 | 374 | 35 | 9.4 | 387 | 20 | 5.2 | 387 | 24 | 6.2 | 1148 | 79 | 6.9 |
| 乡村 | 男 | 188 | 21 | 11.2 | 191 | 11 | 5.8 | 183 | 10 | 5.5 | 562 | 42 | 7.5 |
| | 女 | 171 | 14 | 8.2 | 179 | 14 | 7.8 | 187 | 20 | 10.7 | 537 | 48 | 8.9 |
| | 合计 | 359 | 35 | 9.7 | 370 | 25 | 6.8 | 370 | 30 | 8.1 | 1099 | 90 | 8.2 |
| 城乡 | 男 | 366 | 33 | 9.0 | 382 | 20 | 5.2 | 372 | 24 | 6.5 | 1120 | 77 | 6.9 |
| | 女 | 367 | 37 | 10.1 | 375 | 25 | 6.7 | 385 | 30 | 7.8 | 1127 | 92 | 8.2 |
| | 合计 | 733 | 70 | 9.5 | 757 | 45 | 5.9 | 757 | 54 | 7.1 | 2247 | 169 | 7.5 |

天津市 3～5 岁年龄组儿童乳牙患龋率、龋失补牙数及龋补充填比

| 年龄 | 分层因素 | 分类 | 受检人数 | 乳牙患龋率(%) | 龋坏牙数(dt) | | | 因龋缺失牙数(mt) | | | 因龋充填牙数(ft) | | | 龋失补牙数(dmft) | | 龋补充填比(%) |
|---|---|---|---|---|---|---|---|---|---|---|---|---|---|---|---|---|
| | | | | | $\bar{x}$ | s | 构成比(%) | $\bar{x}$ | s | 构成比(%) | $\bar{x}$ | s | 构成比(%) | $\bar{x}$ | s | |
| 3岁 | 城乡 | 城 | 374 | 57.5 | 2.53 | 3.37 | 97.4 | 0.00 | 0.05 | 0.1 | 0.06 | 0.42 | 2.5 | 2.59 | 3.42 | 2.5 |
| | | 乡 | 359 | 60.2 | 3.07 | 3.95 | 99.0 | 0.00 | 0.00 | 0.0 | 0.03 | 0.38 | 1.0 | 3.10 | 3.97 | 1.0 |
| | 性别 | 男 | 366 | 57.7 | 2.90 | 3.84 | 98.9 | 0.00 | 0.00 | 0.0 | 0.03 | 0.28 | 1.1 | 2.93 | 3.86 | 1.1 |
| | | 女 | 367 | 59.9 | 2.69 | 3.50 | 97.6 | 0.00 | 0.05 | 0.1 | 0.06 | 0.50 | 2.3 | 2.76 | 3.54 | 2.3 |
| | 合计 | | 733 | 58.8 | 2.79 | 3.67 | 98.3 | 0.00 | 0.04 | 0.0 | 0.05 | 0.40 | 1.7 | 2.84 | 3.70 | 1.7 |
| 4岁 | 城乡 | 城 | 387 | 71.6 | 3.91 | 4.34 | 89.7 | 0.01 | 0.12 | 0.2 | 0.44 | 1.29 | 10.1 | 4.36 | 4.62 | 10.1 |
| | | 乡 | 370 | 70.5 | 4.15 | 4.32 | 98.3 | 0.00 | 0.05 | 0.1 | 0.07 | 0.44 | 1.7 | 4.22 | 4.33 | 1.7 |
| | 性别 | 男 | 382 | 71.2 | 4.18 | 4.43 | 94.6 | 0.01 | 0.07 | 0.1 | 0.23 | 0.95 | 5.3 | 4.41 | 4.55 | 5.3 |
| | | 女 | 375 | 70.9 | 3.87 | 4.23 | 93.0 | 0.01 | 0.12 | 0.2 | 0.29 | 1.04 | 6.8 | 4.17 | 4.41 | 6.9 |
| | 合计 | | 757 | 71.1 | 4.03 | 4.33 | 93.8 | 0.01 | 0.10 | 0.2 | 0.26 | 0.99 | 6.0 | 4.29 | 4.48 | 6.0 |
| 5岁 | 城乡 | 城 | 387 | 74.9 | 3.97 | 4.15 | 86.4 | 0.02 | 0.14 | 0.5 | 0.60 | 1.49 | 13.1 | 4.59 | 4.47 | 13.2 |
| | | 乡 | 370 | 76.8 | 4.67 | 4.55 | 97.1 | 0.03 | 0.24 | 0.6 | 0.11 | 0.66 | 2.3 | 4.81 | 4.61 | 2.3 |
| | 性别 | 男 | 372 | 75.8 | 4.30 | 4.36 | 92.4 | 0.03 | 0.21 | 0.6 | 0.32 | 1.07 | 6.9 | 4.65 | 4.48 | 7.0 |
| | | 女 | 385 | 75.8 | 4.32 | 4.37 | 91.1 | 0.02 | 0.18 | 0.4 | 0.40 | 1.29 | 8.4 | 4.74 | 4.60 | 8.5 |
| | 合计 | | 757 | 75.8 | 4.31 | 4.36 | 91.8 | 0.03 | 0.19 | 0.5 | 0.36 | 1.19 | 7.7 | 4.70 | 4.54 | 7.7 |

续表

| 年龄 | 分层因素 | 分类 | 受检人数 | 乳牙患龋率（%） | 龋坏牙数（dt） | | | 因龋缺失牙数（mt） | | | 因龋充填牙数（ft） | | | 龋失补牙数（dmft） | | 龋补充填比（%） |
|---|---|---|---|---|---|---|---|---|---|---|---|---|---|---|---|---|
| | | | | | $\bar{x}$ | s | 构成比（%） | $\bar{x}$ | s | 构成比（%） | $\bar{x}$ | s | 构成比（%） | $\bar{x}$ | s | |
| 3～5岁 | 城乡 | 城 | 1148 | 68.1 | 3.48 | 4.03 | 90.1 | 0.01 | 0.11 | 0.3 | 0.37 | 1.19 | 9.6 | 3.86 | 4.30 | 9.7 |
| | | 乡 | 1099 | 69.2 | 3.97 | 4.33 | 98.0 | 0.01 | 0.14 | 0.3 | 0.07 | 0.51 | 1.8 | 4.05 | 4.37 | 1.8 |
| | 性别 | 男 | 1120 | 68.3 | 3.80 | 4.26 | 94.8 | 0.01 | 0.13 | 0.3 | 0.20 | 0.85 | 4.9 | 4.01 | 4.38 | 4.9 |
| | | 女 | 1127 | 69.0 | 3.64 | 4.11 | 93.3 | 0.01 | 0.13 | 0.3 | 0.25 | 1.01 | 6.5 | 3.90 | 4.29 | 6.5 |
| | 合计 | | 2247 | 68.7 | 3.72 | 4.19 | 94.0 | 0.01 | 0.13 | 0.3 | 0.22 | 0.94 | 5.7 | 3.96 | 4.33 | 5.7 |

**天津市12～15岁年龄组学生恒牙患龋率、龋失补牙数、龋补充填比及窝沟封闭率**

| 年龄 | 分层因素 | 分类 | 受检人数 | 恒牙患龋率（%） | 龋坏牙数（DT） | | | 因龋缺失牙数（MT） | | | 因龋充填牙数（FT） | | | 龋失补牙数（DMFT） | | 龋补充填比（%） | 窝沟封闭率（%） |
|---|---|---|---|---|---|---|---|---|---|---|---|---|---|---|---|---|---|
| | | | | | $\bar{x}$ | s | 构成比（%） | $\bar{x}$ | s | 构成比（%） | $\bar{x}$ | s | 构成比（%） | $\bar{x}$ | s | | |
| 12岁 | 城乡 | 城 | 1001 | 30.6 | 0.38 | 0.87 | 58.9 | 0.00 | 0.05 | 0.5 | 0.26 | 0.95 | 40.6 | 0.65 | 1.29 | 40.8 | 24.0 |
| | | 乡 | 1010 | 34.2 | 0.57 | 1.13 | 86.5 | 0.00 | 0.00 | 0.0 | 0.09 | 0.40 | 13.5 | 0.66 | 1.22 | 13.5 | 22.4 |
| | 性别 | 男 | 1011 | 28.8 | 0.42 | 0.96 | 76.0 | 0.00 | 0.03 | 0.2 | 0.13 | 0.60 | 23.8 | 0.56 | 1.14 | 23.8 | 22.4 |
| | | 女 | 1000 | 36.0 | 0.53 | 1.06 | 70.6 | 0.00 | 0.04 | 0.3 | 0.22 | 0.84 | 29.1 | 0.75 | 1.36 | 29.2 | 24.0 |
| | 合计 | | 2011 | 32.4 | 0.48 | 1.01 | 72.9 | 0.00 | 0.04 | 0.2 | 0.18 | 0.73 | 26.8 | 0.65 | 1.26 | 26.9 | 23.2 |

续表

| 年龄 | 分层因素 | 分类 | 受检人数 | 乳牙患龋率（%） | 龋坏牙数（DT） | | | 因龋缺失牙数（MT） | | | 因龋充填牙数（FT） | | | 龋失补牙数（DMFT） | | 龋补充填比（%） | 窝沟封闭率（%） |
|---|---|---|---|---|---|---|---|---|---|---|---|---|---|---|---|---|---|
| | | | | | $\bar{x}$ | s | 构成比（%） | $\bar{x}$ | s | 构成比（%） | $\bar{x}$ | s | 构成比（%） | $\bar{x}$ | s | | |
| 13岁 | 城乡 | 城 | 1028 | 33.7 | 0.42 | 0.91 | 60.1 | 0.00 | 0.03 | 0.1 | 0.28 | 0.87 | 39.8 | 0.69 | 1.29 | 39.9 | 20.0 |
| | | 乡 | 1006 | 38.7 | 0.67 | 1.20 | 81.2 | 0.00 | 0.07 | 0.4 | 0.15 | 0.75 | 18.5 | 0.83 | 1.44 | 18.5 | 16.5 |
| | 性别 | 男 | 1030 | 31.5 | 0.46 | 0.93 | 77.8 | 0.00 | 0.03 | 0.2 | 0.13 | 0.53 | 22.1 | 0.59 | 1.09 | 22.1 | 17.3 |
| | | 女 | 1004 | 40.9 | 0.63 | 1.19 | 67.4 | 0.00 | 0.07 | 0.3 | 0.30 | 1.02 | 32.3 | 0.93 | 1.59 | 32.4 | 19.3 |
| | 合计 | | 2034 | 36.1 | 0.54 | 1.07 | 71.5 | 0.00 | 0.05 | 0.3 | 0.21 | 0.82 | 28.3 | 0.76 | 1.37 | 28.4 | 18.3 |
| 14岁 | 城乡 | 城 | 1041 | 38.3 | 0.51 | 1.07 | 57.8 | 0.01 | 0.04 | 0.2 | 0.37 | 1.09 | 42.0 | 0.88 | 1.53 | 42.1 | 18.5 |
| | | 乡 | 998 | 41.2 | 0.76 | 1.31 | 78.1 | 0.00 | 0.09 | 0.9 | 0.20 | 0.87 | 20.9 | 0.97 | 1.63 | 21.1 | 11.1 |
| | 性别 | 男 | 1023 | 35.1 | 0.56 | 1.17 | 72.4 | 0.00 | 0.05 | 0.4 | 0.21 | 0.82 | 27.2 | 0.77 | 1.42 | 27.3 | 13.2 |
| | | 女 | 1016 | 44.4 | 0.71 | 1.23 | 65.3 | 0.01 | 0.09 | 0.7 | 0.37 | 1.13 | 34.0 | 1.09 | 1.70 | 34.2 | 16.6 |
| | 合计 | | 2039 | 39.7 | 0.63 | 1.20 | 68.3 | 0.01 | 0.07 | 0.6 | 0.29 | 0.99 | 31.2 | 0.93 | 1.58 | 31.3 | 14.9 |
| 15岁 | 城乡 | 城 | 1044 | 39.6 | 0.55 | 1.14 | 54.6 | 0.01 | 0.09 | 0.7 | 0.45 | 1.39 | 44.7 | 1.01 | 1.84 | 45.0 | 18.0 |
| | | 乡 | 991 | 42.0 | 0.76 | 1.27 | 77.7 | 0.00 | 0.05 | 0.3 | 0.21 | 0.85 | 21.9 | 0.97 | 1.59 | 22.0 | 13.2 |
| | 性别 | 男 | 1026 | 36.2 | 0.56 | 1.12 | 69.9 | 0.00 | 0.05 | 0.4 | 0.24 | 0.86 | 29.7 | 0.80 | 1.45 | 29.8 | 12.2 |
| | | 女 | 1009 | 45.4 | 0.74 | 1.29 | 62.8 | 0.01 | 0.09 | 0.6 | 0.43 | 1.40 | 36.6 | 1.18 | 1.94 | 36.8 | 19.2 |
| | 合计 | | 2035 | 40.8 | 0.65 | 1.21 | 65.7 | 0.00 | 0.08 | 0.5 | 0.34 | 1.16 | 33.8 | 0.99 | 1.72 | 33.9 | 15.7 |

续表

| 年龄 | 分层因素 | 分类 | 受检人数 | 乳牙患龋率（%） | 龋坏牙数（DT） | | | 因龋缺失牙数（MT） | | | 因龋充填牙数（FT） | | | 龋失补牙数（DMFT） | | 龋补充填比（%） | 窝沟封闭率（%） |
|---|---|---|---|---|---|---|---|---|---|---|---|---|---|---|---|---|---|
| | | | | | $\bar{x}$ | $s$ | 构成比（%） | $\bar{x}$ | $s$ | 构成比（%） | $\bar{x}$ | $s$ | 构成比（%） | $\bar{x}$ | $s$ | | |
| 12~15岁 | 城乡 | 城 | 4114 | 35.6 | 0.46 | 1.01 | 57.5 | 0.00 | 0.06 | 0.4 | 0.34 | 1.10 | 42.1 | 0.81 | 1.51 | 42.3 | 20.1 |
| | | 乡 | 4005 | 39.0 | 0.69 | 1.23 | 80.4 | 0.00 | 0.07 | 0.4 | 0.16 | 0.75 | 19.2 | 0.86 | 1.48 | 19.3 | 15.8 |
| | 性别 | 男 | 4090 | 32.9 | 0.50 | 1.05 | 73.6 | 0.00 | 0.04 | 0.3 | 0.18 | 0.72 | 26.1 | 0.68 | 1.29 | 26.2 | 16.2 |
| | | 女 | 4029 | 41.7 | 0.65 | 1.20 | 66.0 | 0.00 | 0.08 | 0.5 | 0.33 | 1.12 | 33.5 | 0.99 | 1.67 | 33.6 | 19.8 |
| 合计 | | | 8119 | 37.3 | 0.58 | 1.13 | 69.1 | 0.00 | 0.06 | 0.4 | 0.25 | 0.94 | 30.5 | 0.83 | 1.50 | 30.6 | 18.0 |

天津市 12~15 岁年龄组学生的牙周健康率、牙龈出血及牙石的检出率

| 年龄 | 分层因素 | 分类 | 受检人数 | 牙周健康率（%） | 牙龈出血 | | | 牙石 | | |
|---|---|---|---|---|---|---|---|---|---|---|
| | | | | | 检出牙数 | | 检出率（%） | 检出牙数 | | 检出率（%） |
| | | | | | $\bar{x}$ | $s$ | | $\bar{x}$ | $s$ | |
| 12 岁 | 城乡 | 城 | 1001 | 38.2 | 2.25 | 3.08 | 61.8 | 2.17 | 3.44 | 49.5 |
| | | 乡 | 1010 | 29.9 | 3.13 | 3.65 | 70.1 | 2.08 | 3.33 | 50.2 |
| | 性别 | 男 | 1011 | 34.7 | 2.51 | 3.17 | 65.3 | 2.24 | 3.37 | 53.2 |
| | | 女 | 1000 | 33.3 | 2.88 | 3.62 | 66.7 | 2.01 | 3.39 | 46.4 |
| | 合计 | | 2011 | 34.0 | 2.70 | 3.41 | 66.0 | 2.12 | 3.38 | 49.8 |
| 13 岁 | 城乡 | 城 | 1028 | 35.6 | 2.54 | 3.35 | 64.4 | 2.66 | 3.99 | 54.1 |
| | | 乡 | 1006 | 31.1 | 3.39 | 4.00 | 68.9 | 2.42 | 3.66 | 53.4 |
| | 性别 | 男 | 1030 | 33.3 | 2.97 | 3.67 | 66.7 | 2.66 | 3.86 | 56.2 |
| | | 女 | 1004 | 33.5 | 2.95 | 3.76 | 66.5 | 2.42 | 3.80 | 51.2 |
| | 合计 | | 2034 | 33.4 | 2.96 | 3.71 | 66.6 | 2.54 | 3.83 | 53.7 |
| 14 岁 | 城乡 | 城 | 1041 | 36.4 | 2.60 | 3.61 | 63.6 | 3.41 | 4.75 | 61.7 |
| | | 乡 | 998 | 29.5 | 3.45 | 4.11 | 70.5 | 3.64 | 4.79 | 63.5 |
| | 性别 | 男 | 1023 | 31.6 | 3.03 | 3.72 | 68.4 | 3.76 | 4.69 | 66.3 |
| | | 女 | 1016 | 34.4 | 3.00 | 4.04 | 65.6 | 3.29 | 4.85 | 58.9 |
| | 合计 | | 2039 | 33.0 | 3.02 | 3.88 | 67.0 | 3.53 | 4.77 | 62.6 |
| 15 岁 | 城乡 | 城 | 1044 | 33.9 | 2.92 | 3.77 | 66.1 | 3.97 | 4.97 | 66.8 |
| | | 乡 | 991 | 26.7 | 3.67 | 4.35 | 73.2 | 4.38 | 5.50 | 68.3 |
| | 性别 | 男 | 1026 | 29.8 | 3.27 | 4.04 | 70.1 | 4.33 | 5.30 | 70.6 |
| | | 女 | 1009 | 31.1 | 3.31 | 4.12 | 68.9 | 4.00 | 5.18 | 64.4 |
| | 合计 | | 2035 | 30.4 | 3.29 | 4.08 | 69.5 | 4.17 | 5.24 | 67.6 |
| 12~15 岁 | 城乡 | 城 | 4114 | 36.0 | 2.58 | 3.47 | 64.0 | 3.06 | 4.39 | 58.1 |
| | | 乡 | 4005 | 29.3 | 3.41 | 4.04 | 70.7 | 3.12 | 4.50 | 58.8 |
| | 性别 | 男 | 4090 | 32.3 | 2.95 | 3.67 | 67.6 | 3.25 | 4.45 | 61.6 |
| | | 女 | 4029 | 33.1 | 3.03 | 3.90 | 66.9 | 2.93 | 4.44 | 55.2 |
| | 合计 | | 8119 | 32.7 | 2.99 | 3.78 | 67.3 | 3.09 | 4.45 | 58.5 |

### 天津市15岁年龄组学生的牙周袋、附着丧失的检出情况

| 区域 | 性别 | 受检人数 | 牙周袋≥4 mm | | | 附着丧失≥4 mm | | |
| --- | --- | --- | --- | --- | --- | --- | --- | --- |
| | | | 检出牙数 | | 检出率 | 检出牙数 | | 检出率 |
| | | | $\bar{x}$ | s | （%） | $\bar{x}$ | s | （%） |
| 城市 | 男 | 531 | 0.03 | 0.32 | 1.3 | 0.00 | 0.09 | 0.2 |
| | 女 | 513 | 0.02 | 0.21 | 1.0 | 0.00 | 0.00 | 0.0 |
| | 合计 | 1044 | 0.02 | 0.27 | 1.2 | 0.00 | 0.06 | 0.1 |
| 乡村 | 男 | 495 | 0.04 | 0.35 | 1.8 | 0.00 | 0.00 | 0.0 |
| | 女 | 496 | 0.03 | 0.32 | 1.4 | 0.00 | 0.00 | 0.0 |
| | 合计 | 991 | 0.03 | 0.33 | 1.6 | 0.00 | 0.00 | 0.0 |
| 城乡 | 男 | 1026 | 0.03 | 0.33 | 1.6 | 0.00 | 0.06 | 0.1 |
| | 女 | 1009 | 0.02 | 0.27 | 1.2 | 0.00 | 0.00 | 0.0 |
| | 合计 | 2035 | 0.03 | 0.30 | 1.4 | 0.00 | 0.04 | 0.0 |

### 天津市15岁年龄组学生的牙周袋的检出情况

| 区域 | 性别 | 受检人数 | 深牙周袋（≥6 mm） | | 浅牙周袋（4～5 mm） | | 无牙周袋 | | 不作记录 | |
| --- | --- | --- | --- | --- | --- | --- | --- | --- | --- | --- |
| | | | $\bar{x}$ | s | $\bar{x}$ | s | $\bar{x}$ | s | $\bar{x}$ | s |
| 城市 | 男 | 531 | 0.00 | 0.00 | 0.03 | 0.32 | 27.27 | 0.93 | 0.03 | 0.30 |
| | 女 | 513 | 0.00 | 0.00 | 0.02 | 0.21 | 27.53 | 1.31 | 0.12 | 0.63 |
| | 合计 | 1044 | 0.00 | 0.00 | 0.02 | 0.27 | 27.63 | 1.13 | 0.08 | 0.49 |
| 乡村 | 男 | 495 | 0.00 | 0.04 | 0.04 | 0.32 | 27.75 | 0.79 | 0.04 | 0.26 |
| | 女 | 496 | 0.00 | 0.00 | 0.03 | 0.32 | 27.67 | 0.97 | 0.11 | 0.52 |
| | 合计 | 991 | 0.00 | 0.03 | 0.03 | 0.32 | 27.71 | 0.89 | 0.08 | 0.41 |
| 城乡 | 男 | 1026 | 0.00 | 0.03 | 0.03 | 0.32 | 27.74 | 0.86 | 0.04 | 0.28 |
| | 女 | 1009 | 0.00 | 0.00 | 0.03 | 0.27 | 27.60 | 1.16 | 0.12 | 0.58 |
| | 合计 | 2035 | 0.00 | 0.02 | 0.03 | 0.29 | 27.67 | 1.02 | 0.08 | 0.45 |

### 天津市15岁年龄组学生的牙周袋最高记分的分布

| 区域 | 性别 | 受检人数 | 深牙周袋（≥6 mm） | | 浅牙周袋（4～5 mm） | | 无牙周袋 | |
| --- | --- | --- | --- | --- | --- | --- | --- | --- |
| | | | 人数 | 百分比（%） | 人数 | 百分比（%） | 人数 | 百分比（%） |
| 城市 | 男 | 531 | 0 | 0.0 | 7 | 1.3 | 524 | 98.7 |
| | 女 | 513 | 0 | 0.0 | 5 | 1.0 | 508 | 99.0 |
| | 合计 | 1044 | 0 | 0.0 | 12 | 1.2 | 1032 | 98.8 |

| 区域 | 性别 | 受检人数 | 深牙周袋（≥6 mm） | | 浅牙周袋（4~5 mm） | | 无牙周袋 | |
|---|---|---|---|---|---|---|---|---|
| | | | 人数 | 百分比（%） | 人数 | 百分比（%） | 人数 | 百分比（%） |
| 乡村 | 男 | 495 | 1 | 0.2 | 8 | 1.6 | 486 | 98.2 |
| | 女 | 496 | 0 | 0.0 | 7 | 1.4 | 489 | 98.6 |
| | 合计 | 991 | 1 | 0.1 | 15 | 1.5 | 975 | 98.4 |
| 城乡 | 男 | 1026 | 1 | 0.1 | 15 | 1.5 | 1010 | 98.4 |
| | 女 | 1009 | 0 | 0.0 | 12 | 1.2 | 997 | 98.8 |
| | 合计 | 2035 | 1 | 0.1 | 27 | 1.3 | 2007 | 98.6 |

### 天津市 15 岁年龄组学生的附着丧失的检出情况

| 区域 | 性别 | 受检人数 | 牙周附着丧失（0~3 mm） | | 不作记录 | |
|---|---|---|---|---|---|---|
| | | | $\bar{x}$ | $s$ | $\bar{x}$ | $s$ |
| 城市 | 男 | 531 | 27.75 | 0.87 | 0.03 | 0.30 |
| | 女 | 513 | 27.55 | 1.29 | 0.12 | 0.63 |
| | 合计 | 1044 | 27.65 | 1.10 | 0.08 | 0.49 |
| 乡村 | 男 | 495 | 27.79 | 0.72 | 0.04 | 0.26 |
| | 女 | 496 | 27.70 | 0.92 | 0.11 | 0.52 |
| | 合计 | 991 | 27.74 | 0.82 | 0.08 | 0.41 |
| 城乡 | 男 | 1026 | 27.77 | 0.80 | 0.04 | 0.28 |
| | 女 | 1009 | 27.62 | 1.12 | 0.12 | 0.58 |
| | 合计 | 2035 | 27.70 | 0.98 | 0.08 | 0.45 |

### 天津市 15 岁年龄组学生的附着丧失最高记分的分布

| 区域 | 性别 | 受检人数 | 牙周附着丧失（4~5 mm） | | 牙周附着丧失（0~3 mm） | |
|---|---|---|---|---|---|---|
| | | | 人数 | 百分比（%） | 人数 | 百分比（%） |
| 城市 | 男 | 531 | 1 | 0.2 | 529 | 99.8 |
| | 女 | 513 | 0 | 0.0 | 513 | 100.0 |
| | 合计 | 1044 | 1 | 0.1 | 1042 | 99.9 |
| 乡村 | 男 | 495 | 0 | 0.0 | 495 | 100.0 |
| | 女 | 496 | 0 | 0.0 | 496 | 100.0 |
| | 合计 | 991 | 0 | 0.0 | 991 | 100.0 |
| 城乡 | 男 | 1026 | 1 | 0.1 | 1025 | 99.9 |
| | 女 | 1009 | 0 | 0.0 | 1009 | 100.0 |
| | 合计 | 2035 | 1 | 0.0 | 2034 | 100.0 |

天津市 12～15 岁年龄组学生氟牙症患病率及分布状况

| 年龄 | 分层因素 | 分类 | 受检人数 | DI 记分分布[n(%)] | | | | | | | 患病率(%) | CFI |
|---|---|---|---|---|---|---|---|---|---|---|---|---|
| | | | | DI=0 | DI=0.5 | DI=1 | DI=2 | DI=3 | DI=4 | | | |
| 12岁 | 城乡 | 城 | 1001 | 448(44.8) | 195(19.5) | 195(19.5) | 107(10.7) | 47(4.7) | 9(0.8) | 35.8 | 0.68 |
| | | 乡 | 1010 | 201(19.9) | 182(18.0) | 248(24.6) | 202(20.0) | 139(13.8) | 38(3.7) | 62.1 | 1.30 |
| | 性别 | 男 | 1011 | 306(30.3) | 188(18.6) | 229(22.7) | 170(16.8) | 95(9.4) | 23(2.2) | 51.1 | 1.03 |
| | | 女 | 1000 | 343(34.3) | 189(18.9) | 214(21.4) | 139(13.9) | 91(9.1) | 24(2.4) | 46.8 | 0.96 |
| | 合计 | | 2011 | 649(32.3) | 377(18.8) | 443(22.0) | 309(15.4) | 186(9.3) | 47(2.2) | 49.0 | 0.99 |
| 13岁 | 城乡 | 城 | 1026 | 417(40.6) | 226(22.0) | 211(20.6) | 120(11.7) | 43(4.2) | 9(0.9) | 37.3 | 0.71 |
| | | 乡 | 1006 | 210(20.9) | 180(17.9) | 258(25.7) | 198(19.7) | 138(13.7) | 22(2.1) | 61.2 | 1.24 |
| | 性别 | 男 | 1029 | 319(31.0) | 209(20.3) | 232(22.6) | 153(14.9) | 101(9.7) | 15(1.5) | 48.7 | 0.98 |
| | | 女 | 1003 | 308(30.7) | 197(19.6) | 237(23.6) | 165(16.5) | 80(8.0) | 16(1.6) | 49.7 | 0.97 |
| | 合计 | | 2032 | 627(30.9) | 406(20.0) | 469(23.1) | 318(15.6) | 181(8.9) | 31(1.5) | 49.2 | 0.97 |
| 14岁 | 城乡 | 城 | 1038 | 432(41.6) | 213(20.5) | 204(19.6) | 112(10.8) | 69(6.7) | 8(0.8) | 37.9 | 0.75 |
| | | 乡 | 998 | 192(19.2) | 159(15.9) | 239(24.0) | 218(21.8) | 157(15.8) | 33(3.3) | 64.8 | 1.36 |
| | 性别 | 男 | 1021 | 325(31.8) | 186(18.2) | 225(22.0) | 167(16.4) | 101(9.9) | 17(1.7) | 50.0 | 1.00 |
| | | 女 | 1015 | 299(29.5) | 186(18.3) | 218(21.5) | 163(16.1) | 125(12.3) | 24(2.3) | 52.2 | 1.09 |
| | 合计 | | 2036 | 624(30.6) | 372(18.3) | 443(21.8) | 330(16.2) | 226(11.1) | 41(2.0) | 51.1 | 1.05 |

续表

| 年龄 | 分层因素 | 分类 | 受检人数 | DI记分分布[n(%)] | | | | | | 患病率(%) | CFI |
|---|---|---|---|---|---|---|---|---|---|---|---|
| | | | | DI=0 | DI=0.5 | DI=1 | DI=2 | DI=3 | DI=4 | | |
| 15岁 | 城乡 | 城 | 1044 | 406(38.9) | 228(21.9) | 209(20.0) | 124(11.9) | 68(6.5) | 8(0.8) | 39.2 | 0.78 |
| | | 乡 | 991 | 164(16.6) | 191(19.3) | 223(22.5) | 226(22.8) | 141(14.2) | 46(4.6) | 64.2 | 1.39 |
| | 性别 | 男 | 1026 | 282(27.5) | 209(20.4) | 229(22.3) | 187(18.2) | 97(9.5) | 22(2.1) | 52.1 | 1.06 |
| | | 女 | 1009 | 288(28.5) | 210(20.8) | 203(20.1) | 164(16.3) | 112(11.1) | 32(3.2) | 50.6 | 1.09 |
| | 合计 | | 2035 | 570(28.0) | 419(20.5) | 432(21.2) | 351(17.3) | 209(10.3) | 54(2.7) | 51.4 | 1.08 |
| 12~15岁 | 城乡 | 城 | 4109 | 1703(41.5) | 862(21.0) | 819(19.9) | 463(11.3) | 227(5.5) | 34(0.8) | 37.6 | 0.73 |
| | | 乡 | 4005 | 767(19.2) | 712(17.8) | 968(24.1) | 844(21.1) | 575(14.3) | 139(3.5) | 63.1 | 1.33 |
| | 性别 | 男 | 4087 | 1232(30.1) | 792(19.4) | 915(22.4) | 677(16.6) | 394(9.6) | 77(1.9) | 50.5 | 1.02 |
| | | 女 | 4027 | 1238(30.7) | 782(19.4) | 872(21.7) | 631(15.7) | 408(10.1) | 96(2.4) | 49.8 | 1.03 |
| | 合计 | | 8114 | 2470(30.4) | 1574(19.4) | 1787(22.0) | 1308(16.1) | 802(9.9) | 173(2.2) | 50.2 | 1.02 |

注:DI——氟牙症 Dean 指数;CFI——社区氟牙症指数。

**天津市 12 ~ 15 岁年龄组学生牙齿酸蚀症情况**

| 年龄 | 分层因素 | 分类 | 受检人数 | 没有酸蚀现象 | | 牙釉质酸蚀 | | 牙本质酸蚀 | | 患病率(%) | 检出牙数 | |
|---|---|---|---|---|---|---|---|---|---|---|---|---|
| | | | | 人数 | 百分比(%) | 人数 | 百分比(%) | 人数 | 百分比(%) | | $\bar{x}$ | s |
| 12岁 | 城乡 | 城 | 1001 | 927 | 92.6 | 69 | 6.9 | 5 | 0.5 | 7.4 | 5.53 | 3.23 |
| | | 乡 | 1010 | 872 | 86.3 | 126 | 12.5 | 12 | 1.2 | 13.7 | 5.36 | 3.45 |
| | 性别 | 男 | 1011 | 910 | 90.0 | 94 | 9.3 | 7 | 0.7 | 10.0 | 4.98 | 3.26 |
| | | 女 | 1000 | 889 | 88.9 | 101 | 10.1 | 10 | 1.0 | 11.1 | 5.81 | 3.43 |
| | 合计 | | 2011 | 1799 | 89.5 | 195 | 9.7 | 17 | 0.8 | 10.5 | 5.42 | 3.37 |

续表

| 年龄 | 分层因素 | 分类 | 受检人数 | 没有酸蚀现象 | | 牙釉质酸蚀 | | 牙本质酸蚀 | | 患病率（%） | 检出牙数 | |
|---|---|---|---|---|---|---|---|---|---|---|---|---|
| | | | | 人数 | 百分比（%） | 人数 | 百分比（%） | 人数 | 百分比（%） | | $\bar{x}$ | $s$ |
| 13岁 | 城乡 | 城 | 1028 | 933 | 90.8 | 87 | 8.5 | 8 | 0.7 | 9.2 | 5.71 | 4.19 |
| | | 乡 | 1006 | 882 | 87.7 | 113 | 11.2 | 11 | 1.1 | 12.3 | 5.73 | 3.52 |
| | 性别 | 男 | 1030 | 909 | 88.2 | 114 | 11.1 | 7 | 0.7 | 11.7 | 5.86 | 3.98 |
| | | 女 | 1004 | 906 | 90.2 | 86 | 8.6 | 12 | 1.2 | 9.8 | 5.54 | 3.62 |
| | 合计 | | 2034 | 1815 | 89.3 | 200 | 9.8 | 19 | 0.9 | 10.8 | 5.72 | 3.82 |
| 14岁 | 城乡 | 城 | 1039 | 962 | 92.6 | 72 | 7.0 | 5 | 0.4 | 7.4 | 6.40 | 4.71 |
| | | 乡 | 998 | 856 | 85.6 | 127 | 12.8 | 15 | 1.6 | 14.2 | 6.27 | 4.54 |
| | 性别 | 男 | 1022 | 907 | 88.7 | 106 | 10.4 | 9 | 0.9 | 11.3 | 6.05 | 4.45 |
| | | 女 | 1015 | 911 | 89.8 | 93 | 9.2 | 11 | 1.0 | 10.2 | 6.62 | 4.74 |
| | 合计 | | 2037 | 1818 | 89.3 | 199 | 9.8 | 20 | 0.9 | 10.8 | 6.32 | 4.59 |
| 15岁 | 城乡 | 城 | 1044 | 929 | 89.0 | 96 | 9.2 | 19 | 1.8 | 11.0 | 6.09 | 3.81 |
| | | 乡 | 991 | 826 | 83.4 | 151 | 15.2 | 14 | 1.4 | 16.6 | 6.47 | 4.50 |
| | 性别 | 男 | 1026 | 884 | 86.2 | 123 | 12.0 | 19 | 1.8 | 13.8 | 6.04 | 4.29 |
| | | 女 | 1009 | 871 | 86.3 | 124 | 12.3 | 14 | 1.4 | 13.7 | 6.60 | 4.16 |
| | 合计 | | 2035 | 1755 | 86.2 | 247 | 12.1 | 33 | 1.7 | 13.8 | 6.31 | 4.23 |
| 12~15岁 | 城乡 | 城 | 4114 | 3750 | 91.2 | 324 | 7.9 | 37 | 0.9 | 8.8 | 5.94 | 4.01 |
| | | 乡 | 4005 | 3436 | 85.8 | 517 | 12.9 | 52 | 1.3 | 14.2 | 5.99 | 4.09 |
| | 性别 | 男 | 4090 | 3610 | 88.3 | 437 | 10.7 | 42 | 1.0 | 11.7 | 5.77 | 4.06 |
| | | 女 | 4029 | 3578 | 88.8 | 404 | 10.0 | 47 | 1.2 | 11.2 | 6.18 | 4.04 |
| | 合计 | | 8119 | 7189 | 88.5 | 841 | 10.4 | 89 | 1.1 | 11.5 | 5.97 | 4.06 |

**天津市 12~15 岁年龄组学生畸形中央尖情况**

| 年龄 | 分层因素 | 分类 | 受检人数 | 没有畸形中央尖 | | 有完整的中央尖 | | 中央尖出现折断 | | 患病率（%） |
|---|---|---|---|---|---|---|---|---|---|---|
| | | | | 人数 | 百分比（%） | 人数 | 百分比（%） | 人数 | 百分比（%） | |
| 12 岁 | 城乡 | 城 | 1001 | 945 | 94.4 | 15 | 1.5 | 41 | 4.1 | 5.6 |
| | | 乡 | 1010 | 963 | 95.3 | 19 | 1.9 | 28 | 2.8 | 4.7 |
| | 性别 | 男 | 1011 | 966 | 95.5 | 15 | 1.5 | 30 | 3.0 | 4.5 |
| | | 女 | 1000 | 942 | 94.2 | 19 | 1.9 | 39 | 3.9 | 5.8 |
| | 合计 | | 2011 | 1908 | 94.9 | 34 | 1.7 | 69 | 3.4 | 5.1 |
| 13 岁 | 城乡 | 城 | 1028 | 985 | 95.8 | 9 | 0.9 | 34 | 3.3 | 4.2 |
| | | 乡 | 1006 | 960 | 95.4 | 19 | 1.9 | 27 | 2.7 | 4.6 |
| | 性别 | 男 | 1030 | 992 | 96.3 | 15 | 1.5 | 23 | 2.2 | 3.7 |
| | | 女 | 1004 | 953 | 94.9 | 13 | 1.3 | 38 | 3.8 | 5.1 |
| | 合计 | | 2034 | 1945 | 95.6 | 28 | 1.4 | 61 | 3.0 | 4.4 |
| 14 岁 | 城乡 | 城 | 1041 | 994 | 95.5 | 15 | 1.4 | 32 | 3.1 | 4.5 |
| | | 乡 | 998 | 955 | 95.7 | 9 | 0.9 | 34 | 3.4 | 4.3 |
| | 性别 | 男 | 1023 | 992 | 97.0 | 10 | 0.9 | 21 | 2.1 | 3.0 |
| | | 女 | 1016 | 957 | 94.2 | 14 | 1.4 | 45 | 4.4 | 5.8 |
| | 合计 | | 2039 | 1949 | 95.6 | 24 | 1.2 | 66 | 3.2 | 4.4 |
| 15 岁 | 城乡 | 城 | 1044 | 1002 | 96.0 | 13 | 1.2 | 29 | 2.8 | 4.0 |
| | | 乡 | 991 | 952 | 96.1 | 6 | 0.6 | 33 | 3.3 | 3.9 |
| | 性别 | 男 | 1027 | 987 | 96.2 | 7 | 0.7 | 32 | 3.1 | 3.8 |
| | | 女 | 1009 | 967 | 95.8 | 12 | 1.2 | 30 | 3.0 | 4.2 |
| | 合计 | | 2035 | 1954 | 96.0 | 19 | 0.9 | 62 | 3.1 | 4.0 |

续表

| 年龄 | 分层因素 | 分类 | 受检人数 | 没有畸形中央尖 | | 有完整的中央尖 | | 中央尖出现折断 | | 患病率(%) |
| | | | | 人数 | 百分比(%) | 人数 | 百分比(%) | 人数 | 百分比(%) | |
|---|---|---|---|---|---|---|---|---|---|---|
| 12~15岁 | 城乡 | 城 | 4114 | 3926 | 95.4 | 52 | 1.3 | 136 | 3.3 | 4.6 |
| | | 乡 | 4005 | 3830 | 95.6 | 53 | 1.3 | 122 | 3.1 | 4.4 |
| | 性别 | 男 | 4090 | 3937 | 96.3 | 47 | 1.1 | 106 | 2.6 | 3.7 |
| | | 女 | 4029 | 3819 | 94.8 | 58 | 1.4 | 152 | 3.8 | 5.2 |
| 合计 | | | 8119 | 7756 | 95.5 | 105 | 1.3 | 258 | 3.2 | 4.5 |

### 天津市 3~5 岁年龄组儿童家长问卷调查应答者分布 [n(%)]

| 区域 | 调查人数 | 父亲 | 母亲 | 祖父/外祖父 | 祖母/外祖母 |
|---|---|---|---|---|---|
| 城市 | 1148 | 155 (13.4) | 577 (50.3) | 119 (10.4) | 297 (25.9) |
| 乡村 | 1099 | 132 (12.0) | 550 (50.0) | 116 (10.6) | 301 (27.4) |
| 合计 | 2247 | 287 (12.8) | 1127 (50.2) | 235 (10.5) | 598 (26.5) |

### 天津市 3~5 岁年龄组儿童家长最高学历分布 [n(%)]

| 区域 | 没有上过学 | 小学 | 初中 | 高中 | 中专 | 大专 | 本科 | 硕士及以上 |
|---|---|---|---|---|---|---|---|---|
| 城市 | 26 (2.3) | 69 (6.0) | 242 (21.1) | 136 (11.8) | 101 (8.8) | 216 (18.8) | 321 (28.0) | 37 (3.2) |
| 乡村 | 57 (5.3) | 168 (15.3) | 483 (43.9) | 116 (10.6) | 122 (11.1) | 106 (9.6) | 40 (3.6) | 7 (0.6) |
| 合计 | 83 (3.7) | 237 (10.6) | 725 (32.3) | 252 (11.2) | 223 (9.9) | 322 (14.2) | 361 (16.1) | 44 (2.0) |

### 天津市 3~5 岁年龄组儿童家庭经济状况

| 区域 | 家庭人口数 ($P_{50}$, $P_{25}-P_{75}$) ($n=2205$) | 家庭过去12个月总收入（万元） ($P_{50}$, $P_{25}-P_{75}$) ($n=1554$) | 过去12个月人均收入（万元） ($P_{50}$, $P_{25}-P_{75}$) ($n=1552$) |
|---|---|---|---|
| 城市 | 4 (3, 5) | 10 (6, 15) | 2.50 (1.67, 3.75) |
| 乡村 | 5 (4, 6) | 6 (4, 10) | 1.33 (0.80, 2.00) |
| 合计 | 4 (3, 5) | 8 (5, 11) | 1.75 (1.00, 3.00) |

### 天津市 3~5 岁年龄组儿童平均出生体重（斤）

| 区域 | 性别 | 3岁 ($n=715$) $\bar{x}$ | $s$ | 4岁 ($n=738$) $\bar{x}$ | $s$ | 5岁 ($n=733$) $\bar{x}$ | $s$ | 3~5岁 ($n=2186$) $\bar{x}$ | $s$ |
|---|---|---|---|---|---|---|---|---|---|
| 城市 | 男 | 6.73 | 1.09 | 6.85 | 0.94 | 6.70 | 1.09 | 6.76 | 1.04 |
| | 女 | 6.44 | 0.89 | 6.54 | 1.04 | 6.55 | 0.94 | 6.51 | 0.96 |
| | 合计 | 6.58 | 1.00 | 6.69 | 1.01 | 6.63 | 1.02 | 6.63 | 1.01 |
| 乡村 | 男 | 6.70 | 0.98 | 6.76 | 0.98 | 6.68 | 0.90 | 6.71 | 0.95 |
| | 女 | 6.45 | 0.87 | 6.56 | 0.80 | 6.49 | 0.93 | 6.50 | 0.87 |
| | 合计 | 6.58 | 0.93 | 6.67 | 0.90 | 6.58 | 0.92 | 6.61 | 0.92 |
| 城乡 | 男 | 6.71 | 1.03 | 6.80 | 0.96 | 6.70 | 1.00 | 6.74 | 1.00 |
| | 女 | 6.45 | 0.88 | 6.55 | 0.93 | 6.52 | 0.94 | 6.51 | 0.92 |
| | 合计 | 6.58 | 0.97 | 6.70 | 0.96 | 6.60 | 0.97 | 6.62 | 0.96 |

### 天津市3～5岁年龄组儿童早产情况

| 区域 | 性别 | 调查人数 | 早产人数 [n(%)] |
|---|---|---|---|
| 城市 | 男 | 558 | 35 (6.3) |
|  | 女 | 590 | 33 (5.6) |
|  | 合计 | 1148 | 68 (5.9) |
| 乡村 | 男 | 562 | 45 (8.0) |
|  | 女 | 537 | 32 (6.0) |
|  | 合计 | 1099 | 77 (7.0) |
| 城乡 | 男 | 1120 | 80 (7.1) |
|  | 女 | 1127 | 65 (5.8) |
|  | 合计 | 2247 | 145 (6.5) |

### 天津市3～5岁年龄组儿童6个月内喂养方式分析 [n(%)]

| 区域 | 性别 | 调查人数 | 完全母乳喂养 | 母乳喂养为主 | 完全人工喂养 | 人工喂养为主 | 母乳喂养与人工喂养各半 |
|---|---|---|---|---|---|---|---|
| 城市 | 男 | 558 | 294 (52.7) | 85 (15.2) | 53 (9.5) | 33 (5.9) | 93 (16.7) |
|  | 女 | 589 | 295 (50.1) | 100 (17.0) | 52 (8.8) | 31 (5.3) | 111 (18.8) |
|  | 合计 | 1147 | 589 (51.4) | 185 (16.1) | 105 (9.2) | 64 (5.6) | 204 (17.7) |
| 乡村 | 男 | 562 | 348 (61.9) | 81 (14.4) | 46 (8.2) | 19 (3.4) | 68 (12.1) |
|  | 女 | 537 | 340 (63.3) | 86 (16.0) | 30 (5.6) | 24 (4.5) | 57 (10.6) |
|  | 合计 | 1099 | 688 (62.6) | 167 (15.2) | 76 (6.9) | 43 (3.9) | 125 (11.4) |
| 城乡 | 男 | 1120 | 642 (57.3) | 166 (14.8) | 99 (8.8) | 52 (4.6) | 161 (14.5) |
|  | 女 | 1126 | 635 (56.4) | 186 (16.5) | 82 (7.3) | 55 (4.9) | 168 (14.9) |
|  | 合计 | 2246 | 1277 (56.9) | 352 (15.7) | 181 (8.0) | 107 (4.8) | 329 (14.6) |

### 天津市3～5岁年龄组儿童6个月内喂养姿势分析 [n(%)]

| 区域 | 性别 | 调查人数 | 怀抱婴儿，婴儿上身与水平面约成45° | 婴儿接近平躺 | 其他 |
|---|---|---|---|---|---|
| 城市 | 男 | 179 | 133 (74.3) | 42 (23.5) | 4 (2.2) |
|  | 女 | 193 | 142 (73.6) | 45 (23.3) | 6 (3.1) |
|  | 合计 | 372 | 275 (73.9) | 87 (23.4) | 10 (2.7) |
| 乡村 | 男 | 133 | 109 (82.0) | 17 (12.8) | 7 (5.2) |
|  | 女 | 111 | 93 (83.8) | 14 (12.6) | 4 (3.6) |
|  | 合计 | 244 | 202 (82.8) | 31 (12.7) | 11 (4.5) |
| 城乡 | 男 | 312 | 242 (77.6) | 59 (18.9) | 11 (3.5) |
|  | 女 | 304 | 235 (77.3) | 59 (19.4) | 10 (3.3) |
|  | 合计 | 616 | 477 (77.4) | 118 (19.2) | 21 (3.4) |

**天津市 3～5 岁年龄组儿童家长口腔健康知识知晓率[n（%）]**

| 区域 | 刷牙出血不正常 | 细菌可引起牙龈发炎 | 刷牙可预防牙龈出血 | 细菌可引起龋齿 | 吃糖会导致龋齿 | 乳牙龋坏需要治疗 | 窝沟封闭能预防儿童龋齿 | 氟化物对牙齿有保护作用 | 全部知晓 |
|---|---|---|---|---|---|---|---|---|---|
| 城市 | 935(81.4) | 1043(90.9) | 853(74.3) | 956(83.3) | 1008(87.8) | 910(79.3) | 482(42.0) | 478(41.6) | 206(17.9) |
| 乡村 | 788(71.7) | 991(90.2) | 749(68.2) | 839(76.3) | 936(85.2) | 742(67.5) | 235(21.4) | 273(24.8) | 79(7.2) |
| 合计 | 1723(76.7) | 2034(90.5) | 1602(71.3) | 1795(79.9) | 1944(86.5) | 1652(73.5) | 717(31.9) | 751(33.4) | 285(12.7) |

**天津市 3～5 岁年龄组儿童家长口腔健康态度分析[n（%）]**

| 区域 | 口腔健康对孩子的生活很重要 | 定期的口腔检查很有必要 | 牙齿好坏与孩子自身的保护有关系 | 预防牙病靠孩子自身 | 保护孩子六龄牙很重要 | 母亲牙齿不好会影响孩子的牙齿 | 全部持积极态度 |
|---|---|---|---|---|---|---|---|
| 城市 | 1131(98.5) | 1072(93.4) | 917(79.9) | 1092(95.1) | 918(80.0) | 453(39.5) | 267(23.3) |
| 乡村 | 1073(97.6) | 1004(91.4) | 840(76.4) | 1055(96.0) | 757(68.9) | 375(34.1) | 169(15.4) |
| 合计 | 2204(98.1) | 2076(92.4) | 1757(78.2) | 2147(95.5) | 1675(74.5) | 828(36.8) | 436(19.4) |

### 天津市 3～5 岁年龄组儿童刷牙率及每天刷牙次数 ［n（%）］

| 区域 | 性别 | 调查人数 | 每天刷牙 | 每天刷牙次数 | | | |
| --- | --- | --- | --- | --- | --- | --- | --- |
| | | | | 2 次及以上 | 1 次 | <1 次 | 偶尔刷或不刷 |
| 城市 | 男 | 558 | 461（82.6） | 239（42.8） | 222（39.8） | 19（3.4） | 78（14.0） |
| | 女 | 590 | 509（86.3） | 291（49.3） | 218（36.9） | 21（3.6） | 60（10.2） |
| | 合计 | 1148 | 970（84.5） | 530（46.2） | 440（38.3） | 40（3.5） | 138（12.0） |
| 乡村 | 男 | 562 | 381（67.8） | 121（21.5） | 260（46.3） | 29（5.2） | 152（27.0） |
| | 女 | 537 | 368（68.5） | 132（24.6） | 236（43.9） | 33（6.1） | 136（25.4） |
| | 合计 | 1099 | 749（68.2） | 253（23.0） | 496（45.1） | 62（5.6） | 288（26.3） |
| 城乡 | 男 | 1120 | 842（75.2） | 360（32.1） | 482（43.0） | 48（4.3） | 230（20.6） |
| | 女 | 1127 | 877（77.8） | 423（37.5） | 454（40.3） | 54（4.8） | 196（17.4） |
| | 合计 | 2247 | 1719（76.5） | 783（34.8） | 936（41.7） | 102（4.5） | 426（19.0） |

### 天津市 3～5 岁年龄组儿童开始刷牙的年龄分布状况 ［n（%）］

| 区域 | 性别 | 刷牙人数 | 半岁 | 1 岁 | 2 岁 | 3 岁 | 4 岁 | 5 岁 | 不记得 |
| --- | --- | --- | --- | --- | --- | --- | --- | --- | --- |
| 城市 | 男 | 480 | 30（6.3） | 77（16.0） | 172（35.8） | 155（32.3） | 35（7.3） | 9（1.9） | 2（0.4） |
| | 女 | 530 | 41（7.7） | 101（19.1） | 183（34.5） | 147（27.7） | 44（8.3） | 5（0.9） | 9（1.8） |
| | 合计 | 1010 | 71（7.0） | 178（17.6） | 355（35.2） | 302（29.9） | 79（7.8） | 14（1.4） | 11（1.1） |
| 乡村 | 男 | 410 | 9（2.2） | 26（6.3） | 96（23.4） | 167（40.7） | 74（18.0） | 30（7.3） | 8（2.1） |
| | 女 | 401 | 5（1.2） | 23（5.7） | 118（29.4） | 140（34.9） | 80（20.0） | 28（7.1） | 7（1.7） |
| | 合计 | 811 | 14（1.7） | 49（6.0） | 214（26.4） | 307（37.9） | 154（19.0） | 58（7.2） | 15（1.8） |
| 城乡 | 男 | 890 | 39（4.4） | 103（11.6） | 268（30.1） | 322（36.2） | 109（12.2） | 39（4.4） | 10（1.1） |
| | 女 | 931 | 46（4.9） | 124（13.3） | 301（32.3） | 287（30.8） | 124（13.3） | 33（3.6） | 16（1.8） |
| | 合计 | 1821 | 85（4.7） | 227（12.5） | 569（31.2） | 609（33.4） | 233（12.8） | 72（4.0） | 26（1.4） |

### 天津市 3～5 岁年龄组儿童家长帮助孩子刷牙的频率 ［n（%）］

| 区域 | 性别 | 刷牙人数 | 家长帮助孩子刷牙的频率 | | | | |
| --- | --- | --- | --- | --- | --- | --- | --- |
| | | | 每天 | 每周 | 有时 | 偶尔 | 从没做过 |
| 城市 | 男 | 480 | 153（31.9） | 11（2.3） | 107（22.3） | 117（24.4） | 92（19.1） |
| | 女 | 530 | 152（28.7） | 14（2.6） | 130（24.5） | 133（25.1） | 101（19.1） |
| | 合计 | 1010 | 305（30.2） | 25（2.5） | 237（23.5） | 250（24.8） | 193（19.0） |
| 乡村 | 男 | 410 | 66（16.1） | 5（1.2） | 96（23.4） | 115（28.0） | 128（31.3） |
| | 女 | 401 | 51（12.7） | 0（0.0） | 79（19.7） | 117（29.2） | 154（38.4） |
| | 合计 | 811 | 117（14.4） | 5（0.6） | 175（21.6） | 232（28.6） | 282（34.8） |
| 城乡 | 男 | 890 | 219（24.6） | 16（1.8） | 203（22.8） | 232（26.1） | 220（24.7） |
| | 女 | 931 | 203（21.8） | 14（1.5） | 209（22.4） | 250（26.9） | 255（27.4） |
| | 合计 | 1821 | 422（23.2） | 30（1.6） | 412（22.6） | 482（26.5） | 475（26.1） |

天津市 3～5 岁年龄组儿童牙膏使用情况

| 区域 | 性别 | 刷牙人数 | 使用牙膏[n(%)] | | | 使用含氟牙膏[n(%)] | | | 含氟牙膏使用率(%) |
|---|---|---|---|---|---|---|---|---|---|
| | | | 是 | 否 | 不知道 | 是 | 否 | 不知道 | |
| 城市 | 男 | 480 | 464(96.7) | 14(2.9) | 2(0.4) | 89(19.2) | 148(31.9) | 227(48.9) | 37.6 |
| | 女 | 530 | 521(98.3) | 8(1.5) | 1(0.2) | 99(19.0) | 191(36.7) | 231(44.3) | 34.1 |
| | 合计 | 1010 | 985(97.5) | 22(2.2) | 3(0.3) | 188(19.1) | 339(34.4) | 458(46.5) | 35.7 |
| 乡村 | 男 | 410 | 399(97.3) | 10(2.4) | 1(0.3) | 30(7.5) | 115(28.8) | 254(63.7) | 20.7 |
| | 女 | 401 | 388(96.8) | 11(2.7) | 2(0.5) | 44(11.3) | 117(30.2) | 227(58.5) | 27.3 |
| | 合计 | 811 | 787(97.0) | 21(2.6) | 3(0.4) | 74(9.4) | 232(29.5) | 481(61.1) | 24.2 |
| 城乡 | 男 | 890 | 863(97.0) | 24(2.7) | 3(0.3) | 119(13.8) | 263(30.5) | 481(55.7) | 31.2 |
| | 女 | 931 | 909(97.6) | 19(2.1) | 3(0.3) | 143(15.7) | 308(33.9) | 458(50.4) | 31.7 |
| | 合计 | 1821 | 1772(97.3) | 43(2.4) | 6(0.3) | 262(14.8) | 571(32.2) | 939(53.0) | 31.5 |

天津市 3～5 岁年龄组儿童饮食习惯(%)

| 区域 | 性别 | 调查人数 | 吃甜点心或糖果的频次 | | | 喝加糖的牛奶或酸奶等的频次 | | | 喝甜饮料的频次 | | | 晚上睡前吃甜点心或喝甜饮料的频次 | | | 吃水果的方式 | | |
|---|---|---|---|---|---|---|---|---|---|---|---|---|---|---|---|---|---|
| | | | 每天≥1次 | 每周1～6次 | 每月3次或更少 | 每天≥1次 | 每周1～6次 | 每月3次或更少 | 每天≥1次 | 每周1～6次 | 每月3次或更少 | 经常 | 偶尔 | 从不 | 整个啃 | 切成块 | 榨汁 |
| 城市 | 男 | 558 | 21.3 | 43.4 | 35.3 | 26.3 | 27.6 | 46.1 | 6.1 | 25.6 | 68.3 | 7.9 | 40.3 | 51.8 | 26.7 | 72.8 | 0.5 |
| | 女 | 590 | 20.4 | 47.1 | 32.5 | 23.1 | 33.2 | 43.7 | 5.6 | 24.9 | 69.5 | 4.4 | 43.4 | 52.2 | 26.9 | 72.5 | 0.6 |
| | 合计 | 1148 | 20.8 | 45.3 | 33.9 | 24.6 | 30.5 | 44.9 | 5.8 | 25.3 | 68.9 | 6.1 | 41.9 | 52.0 | 26.8 | 72.7 | 0.5 |

续表

| 区域 | 性别 | 调查人数 | 吃甜点心或糖果的频次 | | | 喝加糖的牛奶或酸奶等的频次 | | | 喝甜饮料的频次 | | | 晚上睡前吃甜点心或喝甜饮料的频次 | | | 吃水果的方式 | | |
|---|---|---|---|---|---|---|---|---|---|---|---|---|---|---|---|---|---|
| | | | 每天≥1次 | 每周1~6次 | 每月3次或更少 | 每天≥1次 | 每周1~6次 | 每月3次或更少 | 每天≥1次 | 每周1~6次 | 每月3次或更少 | 经常 | 偶尔 | 从不 | 整个啃 | 切成块 | 榨汁 |
| 乡村 | 男 | 562 | 24.1 | 46.4 | 29.5 | 24.7 | 34.2 | 41.1 | 8.9 | 33.3 | 57.8 | 6.8 | 44.8 | 48.4 | 43.8 | 55.0 | 1.2 |
| | 女 | 537 | 19.2 | 51.0 | 29.8 | 21.8 | 37.4 | 40.8 | 8.3 | 31.7 | 60.0 | 5.6 | 41.5 | 52.9 | 40.2 | 59.0 | 0.8 |
| | 合计 | 1099 | 21.6 | 48.7 | 29.7 | 23.3 | 35.8 | 40.9 | 8.6 | 32.5 | 58.9 | 6.2 | 43.2 | 50.6 | 42.0 | 57.0 | 1.0 |
| 城乡 | 男 | 1120 | 22.7 | 44.9 | 32.4 | 25.5 | 30.9 | 43.6 | 7.5 | 29.5 | 63.0 | 7.3 | 42.6 | 50.1 | 35.3 | 63.8 | 0.9 |
| | 女 | 1127 | 19.8 | 49.0 | 31.2 | 22.5 | 35.2 | 42.3 | 6.9 | 28.1 | 65.0 | 5.0 | 42.5 | 52.5 | 33.3 | 66.1 | 0.6 |
| | 合计 | 2247 | 21.2 | 47.0 | 31.8 | 24.0 | 33.1 | 42.9 | 7.2 | 28.8 | 64.0 | 6.1 | 42.5 | 51.4 | 34.2 | 65.0 | 0.8 |

天津市3~5岁年龄组儿童就医率及未次看牙时间分布[$n$（%）]

| 区域 | 性别 | 近1年有牙痛或不适 | | | | 就医率 | 近1年就医率 | 未次看牙时间距今 | | |
|---|---|---|---|---|---|---|---|---|---|---|
| | | 从来没有 | 偶尔有 | 经常有 | 不清楚 | | | <6个月 | 6~12个月 | >12个月 |
| 城市 | 男 | 380(68.1) | 151(27.1) | 11(2.0) | 16(2.8) | 189(33.9) | 147(77.8) | 102(54.0) | 45(23.8) | 42(22.2) |
| | 女 | 419(71.0) | 141(23.9) | 11(1.9) | 19(3.2) | 225(38.1) | 188(83.6) | 128(56.9) | 60(26.7) | 37(16.4) |
| | 合计 | 799(69.6) | 292(25.4) | 22(1.9) | 35(3.1) | 414(36.1) | 335(80.9) | 230(55.6) | 105(25.4) | 79(19.0) |
| 乡村 | 男 | 376(66.9) | 151(26.9) | 17(3.0) | 18(3.2) | 120(21.4) | 91(75.8) | 58(48.3) | 33(27.5) | 29(24.2) |
| | 女 | 377(70.2) | 133(24.8) | 17(3.2) | 10(1.8) | 108(20.1) | 80(74.1) | 52(48.2) | 28(25.9) | 28(25.9) |
| | 合计 | 753(68.5) | 284(25.8) | 34(3.1) | 28(2.6) | 228(20.7) | 171(75.0) | 110(48.2) | 61(26.8) | 57(25.0) |
| 城乡 | 男 | 756(67.5) | 302(27.0) | 34(3.0) | 34(3.0) | 309(27.6) | 238(77.0) | 160(51.8) | 78(25.2) | 71(23.0) |
| | 女 | 796(70.6) | 274(24.3) | 28(2.5) | 29(2.6) | 333(29.5) | 268(80.5) | 130(54.1) | 88(26.4) | 65(19.5) |
| | 合计 | 1552(69.1) | 576(25.6) | 56(2.5) | 63(2.8) | 642(28.6) | 506(78.8) | 340(53.0) | 166(25.9) | 136(21.1) |

**天津市 3～5 岁年龄组儿童过去 12 个月内就医情况分析**

| 区域 | 性别 | 调查人群中看牙总费用(元) | | 就医次数 | | 每次看牙费用(元) | | 末次看牙原因[n(%)] | | | |
|---|---|---|---|---|---|---|---|---|---|---|---|
| | | $P_{50}$ | $P_{25}-P_{75}$ | $P_{50}$ | $P_{25}-P_{75}$ | $P_{50}$ | $P_{25}-P_{75}$ | 咨询检查 | 预防看牙 | 治疗 | 不知道 |
| 城市 | 男 | 500 | (100,1000) | 2 | (1,3) | 300 | (50,500) | 57(38.8) | 21(14.3) | 69(46.9) | 0(0.0) |
| | 女 | 360 | (25,1000) | 2 | (1,3) | 200 | (15,400) | 56(29.8) | 21(11.2) | 109(58.0) | 2(1.0) |
| | 合计 | 500 | (30,1000) | 2 | (1,3) | 200 | (30,500) | 113(33.7) | 42(12.5) | 178(53.1) | 2(0.7) |
| 乡村 | 男 | 50 | (10,300) | 1 | (1,2) | 34 | (0,133) | 45(49.5) | 7(7.7) | 38(41.8) | 1(1.0) |
| | 女 | 75 | (10,500) | 1 | (1,2) | 70 | (15,167) | 37(46.3) | 9(11.3) | 32(40.0) | 2(2.4) |
| | 合计 | 60 | (10,400) | 1 | (1,2) | 50 | (0,167) | 82(48.0) | 16(9.4) | 70(40.9) | 3(1.7) |
| 城乡 | 男 | 300 | (20,1000) | 1 | (1,2) | 150 | (20,400) | 102(42.9) | 28(11.8) | 107(45.0) | 1(0.3) |
| | 女 | 270 | (20,1000) | 2 | (1,3) | 114 | (15,333) | 93(34.7) | 30(11.2) | 141(52.6) | 4(1.5) |
| | 合计 | 300 | (20,1000) | 1 | (1,3) | 125 | (20,333) | 195(38.5) | 58(11.5) | 248(49.0) | 5(1.0) |

天津市 3 ~ 5 岁年龄组儿童过去 12 个月内没有看牙的原因 [ $n$（%）] *

| 区域 | 性别 | 调查人数 | 未就医率（%） | 没有问题 | 不需要 | 牙坏得不严重 | 其他 | 没有时间 | 害怕看牙 | 在幼儿园看 | 不方便 | 附近没有牙医 | 没有信得过的牙医 | 挂号难 |
|---|---|---|---|---|---|---|---|---|---|---|---|---|---|---|
| 城市 | 男 | 42 | 66.1 | 22(52.4) | 10(23.8) | 6(14.3) | 4(9.5) | 1(2.4) | 2(4.8) | 1(2.4) | 2(4.8) | 1(2.4) | 0(0.0) | 0(0.0) |
| | 女 | 37 | 61.9 | 14(37.8) | 8(21.6) | 9(24.3) | 3(8.1) | 4(10.8) | 3(8.1) | 3(8.1) | 1(2.7) | 1(2.7) | 2(5.4) | 1(2.7) |
| | 合计 | 79 | 63.9 | 36(45.6) | 18(22.8) | 15(19.0) | 7(8.9) | 5(6.3) | 5(6.3) | 4(5.1) | 3(3.8) | 2(2.5) | 2(2.5) | 1(1.3) |
| 乡村 | 男 | 29 | 78.6 | 9(31.0) | 7(24.1) | 5(17.2) | 2(6.9) | 4(13.8) | 2(6.9) | 2(6.9) | 1(3.4) | 1(3.4) | 0(0.0) | 0(0.0) |
| | 女 | 28 | 79.9 | 11(39.3) | 9(32.1) | 5(17.9) | 5(17.9) | 0(0.0) | 0(0.0) | 1(3.6) | 1(3.6) | 1(3.6) | 1(3.6) | 0(0.0) |
| | 合计 | 57 | 79.3 | 20(35.1) | 16(28.1) | 10(17.5) | 7(12.3) | 4(7.0) | 2(3.5) | 3(5.3) | 2(3.5) | 2(3.5) | 1(1.8) | 0(0.0) |
| 城乡 | 男 | 71 | 72.4 | 31(43.7) | 17(23.9) | 11(15.5) | 6(8.5) | 5(7.0) | 4(5.6) | 3(4.2) | 3(4.2) | 2(2.8) | 0(0.0) | 0(0.0) |
| | 女 | 65 | 70.5 | 25(38.5) | 17(26.2) | 14(21.5) | 8(12.3) | 4(6.2) | 3(4.6) | 4(6.2) | 2(3.1) | 2(3.1) | 3(4.6) | 1(1.5) |
| | 合计 | 136 | 71.4 | 56(41.2) | 34(25.0) | 25(18.4) | 14(10.3) | 9(6.6) | 7(5.1) | 7(5.1) | 5(3.7) | 4(2.9) | 3(2.2) | 1(0.7) |

注：* 多项选择题。

天津市 3～5 岁年龄组儿童家长对儿童全身健康和口腔健康的评价［$n$（%）］

| 区域 | 性别 | 调查人数 | 全身健康 | | | | | 口腔健康 | | | | |
| | | | 很好 | 较好 | 一般 | 较差 | 很差 | 很好 | 较好 | 一般 | 较差 | 很差 |
|---|---|---|---|---|---|---|---|---|---|---|---|---|
| 城市 | 男 | 558 | 263（47.1） | 204（36.6） | 81（14.5） | 7（1.3） | 3（0.5） | 141（25.3） | 187（33.5） | 166（29.7） | 51（9.1） | 13（2.4） |
| | 女 | 590 | 282（47.8） | 206（34.9） | 95（16.1） | 7（1.2） | 0（0.0） | 137（23.2） | 207（35.1） | 174（29.5） | 54（9.2） | 18（3.0） |
| | 合计 | 1148 | 545（47.5） | 410（35.7） | 176（15.3） | 14（1.2） | 3（0.3） | 278（24.2） | 394（34.3） | 340（29.6） | 105（9.1） | 31（2.8） |
| 乡村 | 男 | 562 | 271（48.2） | 181（32.2） | 106（18.9） | 4（0.7） | 0（0.0） | 159（28.3） | 152（27.0） | 184（32.7） | 52（9.3） | 15（2.7） |
| | 女 | 537 | 256（47.7） | 183（34.1） | 93（17.3） | 5（0.9） | 0（0.0） | 149（27.7） | 161（30.0） | 175（32.6） | 30（5.6） | 22（4.1） |
| | 合计 | 1099 | 527（48.0） | 364（33.1） | 199（18.1） | 9（0.8） | 0（0.0） | 308（28.0） | 313（28.5） | 359（32.7） | 82（7.5） | 37（3.3） |
| 城乡 | 男 | 1120 | 534（47.7） | 385（34.4） | 187（16.7） | 11（1.0） | 3（0.2） | 300（26.8） | 339（30.3） | 350（31.3） | 103（9.2） | 28（2.4） |
| | 女 | 1127 | 538（47.7） | 389（34.5） | 188（16.7） | 12（1.1） | 0（0.0） | 286（25.4） | 368（32.7） | 349（31.0） | 84（7.5） | 40（3.4） |
| | 合计 | 2247 | 1072（47.7） | 774（34.4） | 375（16.7） | 23（1.0） | 3（0.2） | 586（26.1） | 707（31.5） | 699（31.1） | 187（8.3） | 68（3.0） |

### 天津市 3～5 岁年龄组儿童牙齿矫正情况 ［n（%）］

| 区域 | 性别 | 调查人数 | 需要牙齿矫正 | 做过牙齿矫正 |
|---|---|---|---|---|
| 城市 | 男 | 558 | 42（7.5） | 4（0.7） |
| | 女 | 590 | 79（13.4） | 9（1.5） |
| | 合计 | 1148 | 121（10.5） | 13（1.1） |
| 乡村 | 男 | 562 | 45（8.0） | 1（0.2） |
| | 女 | 537 | 29（5.4） | 0（0.0） |
| | 合计 | 1099 | 74（6.7） | 1（0.1） |
| 城乡 | 男 | 1120 | 87（7.8） | 5（0.4） |
| | 女 | 1127 | 108（9.6） | 9（0.8） |
| | 合计 | 2247 | 195（8.7） | 14（0.6） |

### 天津市 12～15 岁年龄组独生子女率及父母最高学历 ［n（%）］

| | 分类 | 城市 | 乡村 | 合计 |
|---|---|---|---|---|
| 独生子女率 | | 1996（48.5） | 1224（30.6） | 3220（39.7） |
| 父亲最高学历 | 没上过学 | 3（0.1） | 8（0.2） | 11（0.2） |
| | 小学 | 152（4.1） | 457（12.4） | 609（8.2） |
| | 初中 | 1036（28.0） | 2216（60.1） | 3252（44.0） |
| | 高中 | 543（14.7） | 468（12.7） | 1011（13.7） |
| | 中专 | 465（12.6） | 295（8.0） | 760（10.3） |
| | 大专 | 520（14.1） | 153（4.2） | 673（9.1） |
| | 本科 | 757（20.5） | 79（2.1） | 836（11.3） |
| | 硕士及以上 | 223（6.0） | 12（0.3） | 235（3.2） |
| 母亲最高学历 | 没上过学 | 17（0.5） | 30（0.8） | 47（0.6） |
| | 小学 | 197（5.3） | 543（14.8） | 740（10.0） |
| | 初中 | 1079（28.9） | 2134（58.1） | 3213（43.4） |
| | 高中 | 492（13.2） | 473（12.9） | 965（13.0） |
| | 中专 | 546（14.6） | 267（7.3） | 813（11.0） |
| | 大专 | 532（14.3） | 145（3.9） | 677（9.1） |
| | 本科 | 704（18.9） | 73（2.0） | 777（10.5） |
| | 硕士及以上 | 165（4.4） | 9（0.2） | 174（2.4） |

天津市 12～15 岁年龄组学生口腔健康知识知晓率 [n(%)]

| 区域 | 性别 | 刷牙出血不正常 | 细菌可引起牙龈发炎 | 刷牙可预防牙龈出血 | 细菌可引起龋齿 | 吃糖会导致龋齿 | 氟化物对牙齿有保护作用 | 窝沟封闭可以保护牙齿 | 口腔疾病可能会影响全身健康 | 全部知晓 |
|---|---|---|---|---|---|---|---|---|---|---|
| 城市 | 男 | 1497(72.0) | 1604(77.1) | 1713(82.3) | 1217(58.5) | 1443(69.4) | 1189(57.1) | 984(47.3) | 1425(68.5) | 296(14.2) |
| | 女 | 1523(75.0) | 1618(79.6) | 1802(88.6) | 1283(63.1) | 1526(75.1) | 1197(58.9) | 1054(51.8) | 1379(67.8) | 297(14.6) |
| | 合计 | 3020(73.5) | 3222(78.3) | 3515(85.5) | 2500(60.8) | 2969(72.2) | 2386(58.0) | 2038(49.5) | 2804(68.2) | 593(14.4) |
| 乡村 | 男 | 1317(65.6) | 1390(69.2) | 1484(73.9) | 1061(52.8) | 1361(67.7) | 1027(51.1) | 704(35.0) | 1358(67.6) | 197(9.8) |
| | 女 | 1351(67.7) | 1530(76.7) | 1664(83.4) | 1150(57.6) | 1476(73.9) | 1014(50.8) | 735(36.8) | 1248(62.5) | 161(8.1) |
| | 合计 | 2668(66.6) | 2920(72.9) | 3148(78.6) | 2211(55.2) | 2837(70.8) | 2041(51.0) | 1439(35.9) | 2606(65.1) | 358(8.9) |
| 城乡 | 男 | 2814(68.9) | 2994(73.2) | 3197(78.2) | 2278(55.7) | 2804(68.6) | 2216(54.2) | 1688(41.3) | 2783(68.1) | 493(12.1) |
| | 女 | 2874(71.4) | 3148(78.2) | 3466(86.0) | 2433(60.4) | 3002(74.5) | 2211(54.9) | 1789(44.4) | 2627(65.2) | 458(11.4) |
| | 合计 | 5688(70.1) | 6142(75.7) | 6663(82.1) | 4711(58.0) | 5806(71.5) | 4427(54.5) | 3477(42.8) | 5410(66.6) | 951(11.7) |

天津市 12～15 岁年龄组学生口腔健康认知率 [n(%)]

| 区域 | 性别 | 口腔健康对自己的生活很重要 | 定期的口腔检查很有必要 | 牙齿好坏不是天生的，与自己的保护有关系 | 预防牙病首先靠自己 | 全部持积极态度 |
|---|---|---|---|---|---|---|
| 城市 | 男 | 1999(96.1) | 1600(76.9) | 1878(90.3) | 1972(94.8) | 1431(68.8) |
| | 女 | 1992(98.0) | 1655(81.4) | 1945(95.7) | 1942(95.5) | 1553(76.4) |
| | 合计 | 3991(97.0) | 3255(79.1) | 3823(92.9) | 3914(95.2) | 2984(72.5) |
| 乡村 | 男 | 1932(96.2) | 1601(79.7) | 1823(90.7) | 1904(94.8) | 1446(72.0) |
| | 女 | 1947(97.5) | 1650(82.7) | 1903(95.3) | 1903(95.3) | 1542(77.3) |
| | 合计 | 3879(96.9) | 3251(81.2) | 3726(93.0) | 3807(95.1) | 2988(74.6) |

续表

| 区域 | 性别 | 口腔健康对自己的生活很重要 | 定期的口腔检查很有必要 | 牙齿好坏不是天生的，与自己的保护有关系 | 预防牙病首先靠自己 | 全部持积极态度 |
|---|---|---|---|---|---|---|
| 城乡 | 男 | 3931（96.1） | 3201（78.3） | 3701（90.5） | 3876（94.8） | 2877（70.3） |
|  | 女 | 3939（97.8） | 3305（82.0） | 3848（95.5） | 3845（95.5） | 3095（76.8） |
|  | 合计 | 7870（96.9） | 6506（80.1） | 7549（93.0） | 7721（95.1） | 5972（73.6） |

天津市12～15岁年龄组学生自我评价口腔问题的影响（%）－（1）

| 区域 | 性别 | 进食 | | | | | 发音 | | | | | 刷牙或漱口 | | | | |
|---|---|---|---|---|---|---|---|---|---|---|---|---|---|---|---|---|
|  |  | 严重影响 | 一般影响 | 轻微影响 | 不影响 | 不清楚 | 严重影响 | 一般影响 | 轻微影响 | 不影响 | 不清楚 | 严重影响 | 一般影响 | 轻微影响 | 不影响 | 不清楚 |
| 城市 | 男 | 5.3 | 11.7 | 18.3 | 60.7 | 3.9 | 1.7 | 4.3 | 8.5 | 79.9 | 5.5 | 4.2 | 7.4 | 12.3 | 71.3 | 4.8 |
|  | 女 | 5.9 | 10.2 | 19.7 | 62.0 | 2.2 | 1.5 | 4.3 | 7.4 | 83.7 | 3.2 | 5.0 | 6.7 | 12.5 | 73.1 | 2.7 |
|  | 合计 | 5.6 | 11.0 | 19.0 | 61.3 | 3.0 | 1.6 | 4.3 | 7.9 | 81.8 | 4.4 | 4.6 | 7.1 | 12.4 | 72.2 | 3.7 |
| 乡村 | 男 | 4.7 | 11.1 | 21.2 | 57.2 | 5.7 | 1.3 | 3.4 | 8.5 | 79.0 | 7.8 | 3.3 | 6.5 | 12.7 | 70.5 | 7.0 |
|  | 女 | 6.4 | 11.6 | 24.5 | 53.6 | 3.9 | 0.8 | 4.4 | 9.1 | 79.8 | 6.1 | 5.2 | 7.9 | 12.1 | 70.5 | 4.4 |
|  | 合计 | 5.5 | 11.4 | 22.9 | 55.4 | 4.8 | 1.0 | 3.9 | 8.8 | 79.4 | 6.9 | 4.2 | 7.2 | 12.4 | 70.5 | 5.7 |
| 城乡 | 男 | 5.0 | 11.5 | 19.7 | 59.0 | 4.8 | 1.5 | 3.9 | 8.5 | 79.5 | 6.7 | 3.8 | 6.9 | 12.5 | 70.9 | 5.9 |
|  | 女 | 6.1 | 10.9 | 22.1 | 57.8 | 3.0 | 1.1 | 4.3 | 8.2 | 81.7 | 4.6 | 5.1 | 7.3 | 12.3 | 71.8 | 3.5 |
|  | 合计 | 5.6 | 11.2 | 20.9 | 58.4 | 3.9 | 1.3 | 4.1 | 8.4 | 80.6 | 5.6 | 4.4 | 7.1 | 12.4 | 71.4 | 4.7 |

天津市 12～15 岁年龄组学生自我评价口腔问题的影响（%）–（2）

| 区域 | 性别 | 做家务 | | | | | 上学 | | | | | 睡眠 | | | | |
|---|---|---|---|---|---|---|---|---|---|---|---|---|---|---|---|---|
| | | 严重影响 | 一般影响 | 轻微影响 | 不影响 | 不清楚 | 严重影响 | 一般影响 | 轻微影响 | 不影响 | 不清楚 | 严重影响 | 一般影响 | 轻微影响 | 不影响 | 不清楚 |
| 城市 | 男 | 0.9 | 1.5 | 3.1 | 88.8 | 5.7 | 2.5 | 2.6 | 6.4 | 83.0 | 5.5 | 4.0 | 3.5 | 8.2 | 78.1 | 6.2 |
| | 女 | 0.4 | 1.1 | 1.9 | 94.2 | 2.4 | 0.9 | 2.2 | 6.3 | 88.4 | 2.1 | 2.5 | 6.2 | 7.1 | 81.8 | 2.3 |
| | 合计 | 0.7 | 1.3 | 2.5 | 91.5 | 4.0 | 1.7 | 2.4 | 6.4 | 85.7 | 3.8 | 3.3 | 4.8 | 7.7 | 80.0 | 4.3 |
| 乡村 | 男 | 0.5 | 1.2 | 2.6 | 88.2 | 7.4 | 1.2 | 2.5 | 4.8 | 85.1 | 6.4 | 3.5 | 3.5 | 9.5 | 76.5 | 7.0 |
| | 女 | 0.4 | 1.0 | 2.1 | 93.1 | 3.5 | 1.1 | 2.5 | 6.2 | 86.6 | 3.7 | 3.7 | 5.7 | 11.3 | 74.9 | 4.5 |
| | 合计 | 0.5 | 1.1 | 2.3 | 90.6 | 5.5 | 1.1 | 2.5 | 5.5 | 85.8 | 5.0 | 3.6 | 4.6 | 10.4 | 75.7 | 5.7 |
| 城乡 | 男 | 0.7 | 1.4 | 2.9 | 88.5 | 6.5 | 1.9 | 2.6 | 5.6 | 84.0 | 5.9 | 3.8 | 3.5 | 8.8 | 77.3 | 6.6 |
| | 女 | 0.4 | 1.0 | 2.0 | 93.6 | 2.9 | 1.0 | 2.3 | 6.3 | 87.5 | 2.9 | 3.1 | 6.0 | 9.2 | 78.4 | 3.4 |
| | 合计 | 0.6 | 1.2 | 2.4 | 91.1 | 4.7 | 1.4 | 2.5 | 5.9 | 85.8 | 4.4 | 3.4 | 4.7 | 9.0 | 77.9 | 5.0 |

天津市 12～15 岁年龄组学生自我评价口腔问题的影响（%）–（3）

| 区域 | 性别 | 露牙微笑 | | | | | 易烦恼 | | | | | 人际交往 | | | | |
|---|---|---|---|---|---|---|---|---|---|---|---|---|---|---|---|---|
| | | 严重影响 | 一般影响 | 轻微影响 | 不影响 | 不清楚 | 严重影响 | 一般影响 | 轻微影响 | 不影响 | 不清楚 | 严重影响 | 一般影响 | 轻微影响 | 不影响 | 不清楚 |
| 城市 | 男 | 4.8 | 6.6 | 16.1 | 66.6 | 5.9 | 3.8 | 6.0 | 11.8 | 71.9 | 6.5 | 2.9 | 4.5 | 11.5 | 74.4 | 6.6 |
| | 女 | 6.0 | 8.4 | 17.4 | 65.8 | 2.4 | 5.4 | 7.3 | 15.2 | 69.4 | 2.8 | 2.8 | 4.2 | 10.2 | 79.9 | 3.0 |
| | 合计 | 5.4 | 7.5 | 16.8 | 66.2 | 4.2 | 4.5 | 6.6 | 13.5 | 70.6 | 4.7 | 2.8 | 4.4 | 10.9 | 77.1 | 4.8 |

续表

| 区域 | 性别 | 露牙微笑 | | | | | 易烦恼 | | | | | 人际交往 | | | | |
|---|---|---|---|---|---|---|---|---|---|---|---|---|---|---|---|---|
| | | 严重影响 | 一般影响 | 轻微影响 | 不影响 | 不清楚 | 严重影响 | 一般影响 | 轻微影响 | 不影响 | 不清楚 | 严重影响 | 一般影响 | 轻微影响 | 不影响 | 不清楚 |
| 乡村 | 男 | 4.3 | 6.1 | 15.4 | 66.5 | 7.7 | 3.7 | 6.3 | 13.2 | 67.5 | 9.2 | 3.5 | 4.1 | 10.7 | 71.8 | 9.9 |
| | 女 | 5.8 | 7.7 | 17.7 | 64.7 | 4.1 | 5.4 | 8.0 | 16.2 | 64.7 | 5.7 | 2.9 | 5.3 | 11.4 | 75.2 | 5.3 |
| | 合计 | 5.1 | 6.9 | 16.6 | 65.6 | 5.9 | 4.5 | 7.2 | 14.7 | 66.1 | 7.4 | 3.2 | 4.7 | 11.0 | 73.5 | 7.6 |
| 城乡 | 男 | 4.6 | 6.4 | 15.8 | 66.5 | 6.8 | 3.7 | 6.2 | 12.5 | 69.7 | 7.9 | 3.2 | 4.3 | 11.1 | 73.1 | 8.2 |
| | 女 | 5.9 | 8.0 | 17.6 | 65.3 | 3.2 | 5.4 | 7.6 | 15.7 | 67.1 | 4.2 | 2.8 | 4.7 | 10.8 | 77.6 | 4.1 |
| | 合计 | 5.2 | 7.2 | 16.7 | 65.9 | 5.0 | 4.6 | 6.9 | 14.1 | 68.4 | 6.0 | 3.0 | 4.5 | 11.0 | 75.3 | 6.2 |

**天津市12～15岁年龄组学生口腔问题对生活质量（吃东西或美观）的影响（%）**

| 区域 | 性别 | 龋齿（虫牙） | | | | | 牙齿不整齐 | | | | | 氟斑牙（黄牙） | | | | | 其他 | | | | |
|---|---|---|---|---|---|---|---|---|---|---|---|---|---|---|---|---|---|---|---|---|---|
| | | 严重影响 | 一般影响 | 轻微影响 | 不影响 | 不清楚 | 严重影响 | 一般影响 | 轻微影响 | 不影响 | 不清楚 | 严重影响 | 一般影响 | 轻微影响 | 不影响 | 不清楚 | 严重影响 | 一般影响 | 轻微影响 | 不影响 | 不清楚 |
| 城市 | 男 | 19.4 | 17.4 | 14.4 | 36.7 | 12.1 | 16.9 | 18.6 | 20.9 | 34.4 | 9.1 | 17.6 | 17.6 | 20.3 | 32.7 | 11.8 | 6.1 | 7.2 | 8.3 | 41.1 | 37.3 |
| | 女 | 16.7 | 17.0 | 20.2 | 39.1 | 7.1 | 16.0 | 21.1 | 24.8 | 34.0 | 4.0 | 17.9 | 19.8 | 22.5 | 33.2 | 6.7 | 4.7 | 5.8 | 8.3 | 42.8 | 38.4 |
| | 合计 | 18.0 | 17.2 | 17.2 | 37.9 | 9.6 | 16.5 | 19.8 | 22.9 | 34.2 | 6.6 | 17.7 | 18.7 | 21.4 | 32.9 | 9.3 | 5.4 | 6.5 | 8.3 | 42.0 | 37.9 |
| 乡村 | 男 | 20.7 | 17.7 | 20.4 | 29.2 | 12.0 | 15.6 | 20.6 | 25.0 | 30.0 | 8.8 | 18.4 | 18.6 | 25.1 | 27.0 | 11.0 | 5.3 | 6.2 | 8.9 | 33.6 | 46.0 |
| | 女 | 19.5 | 21.7 | 22.3 | 28.4 | 8.0 | 16.7 | 22.7 | 25.0 | 30.5 | 5.1 | 21.8 | 20.2 | 25.0 | 25.0 | 8.0 | 4.2 | 6.7 | 9.7 | 34.2 | 45.3 |
| | 合计 | 20.1 | 19.7 | 21.4 | 28.8 | 10.0 | 16.1 | 21.6 | 25.0 | 30.3 | 7.0 | 20.1 | 19.4 | 25.0 | 26.0 | 9.5 | 4.7 | 6.4 | 9.3 | 33.9 | 45.7 |

续表

| 区域 | 性别 | 龋齿（虫牙） | | | | | 牙齿不整齐 | | | | | 氟斑牙（黄牙） | | | | | 其他 | | | | |
|---|---|---|---|---|---|---|---|---|---|---|---|---|---|---|---|---|---|---|---|---|---|
| | | 严重影响 | 一般影响 | 轻微影响 | 不影响 | 不清楚 | 严重影响 | 一般影响 | 轻微影响 | 不影响 | 不清楚 | 严重影响 | 一般影响 | 轻微影响 | 不影响 | 不清楚 | 严重影响 | 一般影响 | 轻微影响 | 不影响 | 不清楚 |
| 城乡 | 男 | 20.1 | 17.5 | 17.3 | 33.0 | 12.1 | 16.3 | 19.6 | 22.9 | 32.2 | 9.0 | 18.0 | 18.1 | 22.6 | 29.9 | 11.4 | 5.7 | 6.7 | 8.6 | 37.4 | 41.6 |
| | 女 | 18.1 | 19.3 | 21.2 | 33.8 | 7.5 | 16.4 | 21.9 | 24.9 | 32.3 | 4.6 | 19.8 | 20.0 | 23.7 | 29.1 | 7.3 | 4.4 | 6.2 | 9.0 | 38.5 | 41.8 |
| | 合计 | 19.1 | 18.4 | 19.3 | 33.4 | 9.8 | 16.3 | 20.7 | 23.9 | 32.3 | 6.8 | 18.9 | 19.0 | 23.2 | 29.5 | 9.4 | 5.1 | 6.5 | 8.8 | 38.0 | 41.7 |

天津市 12～15 岁年龄组学生刷牙率及每天刷牙次数 [ n（%）]

| 区域 | 性别 | 调查人数 | 每天刷牙 | 每天刷牙次数 | | | 偶尔刷或不刷 | 使用牙线频率 | | | |
|---|---|---|---|---|---|---|---|---|---|---|---|
| | | | | 2次及以上 | 1次 | <1次 | | 不用 | 偶尔用 | 每周用 | 每天用 |
| 城市 | 男 | 2081 | 1773（85.2） | 934（44.8） | 839（40.4） | 91（4.4） | 217（10.4） | 1570（75.4） | 438（21.0） | 33（1.6） | 40（1.9） |
| | 女 | 2033 | 1906（93.8） | 1258（61.9） | 648（31.9） | 43（2.1） | 84（4.1） | 1491（73.3） | 469（23.1） | 41（2.0） | 32（1.6） |
| | 合计 | 4114 | 3679（89.4） | 2192（53.3） | 1487（36.2） | 134（3.3） | 301（7.3） | 3061（74.4） | 907（22.0） | 74（1.8） | 72（1.8） |
| 乡村 | 男 | 2009 | 1444（71.9） | 538（26.8） | 906（45.1） | 128（6.4） | 437（21.8） | 1805（89.9） | 182（9.1） | 12（0.6） | 9（0.4） |
| | 女 | 1996 | 1763（88.3） | 798（40.0） | 965（48.3） | 67（3.4） | 166（8.3） | 1795（89.9） | 183（9.2） | 13（0.7） | 5（0.3） |
| | 合计 | 4005 | 3207（80.1） | 1336（33.4） | 1871（46.7） | 195（4.9） | 603（15.1） | 3600（89.9） | 365（9.1） | 25（0.6） | 14（0.3） |
| 城乡 | 男 | 4090 | 3217（78.7） | 1472（36.0） | 1745（42.7） | 219（5.4） | 654（16.0） | 3375（82.6） | 620（15.1） | 45（1.1） | 49（1.2） |
| | 女 | 4029 | 3669（91.1） | 2056（51.0） | 1613（40.0） | 110（2.7） | 250（6.2） | 3286（81.6） | 652（16.2） | 54（1.3） | 37（0.9） |
| | 合计 | 8119 | 6886（84.8） | 3528（43.4） | 3358（41.4） | 329（4.1） | 904（11.1） | 6661（82.1） | 1272（15.7） | 99（1.2） | 86（1.1） |

天津市 12～15 岁年龄组学生牙膏使用情况

| 区域 | 性别 | 每天刷牙人数 | 使用牙膏 n(%) | | | 使用含氟牙膏 n(%) | | | 含氟牙膏使用率(%) |
| --- | --- | --- | --- | --- | --- | --- | --- | --- | --- |
| | | | 是 | 否 | 不知道 | 是 | 否 | 不知道 | |
| 城市 | 男 | 1772 | 1855(99.5) | 4(0.2) | 5(0.3) | 230(12.4) | 147(7.9) | 1478(79.7) | 61.2 |
| 城市 | 女 | 1906 | 1943(99.7) | 2(0.1) | 4(0.2) | 200(10.3) | 143(7.4) | 1600(82.3) | 58.3 |
| 城市 | 合计 | 3678 | 3798(99.6) | 6(0.2) | 9(0.2) | 430(11.3) | 290(7.6) | 3078(81.1) | 59.8 |
| 乡村 | 男 | 1444 | 1560(99.2) | 4(0.3) | 8(0.5) | 143(9.2) | 150(9.6) | 1267(81.2) | 48.8 |
| 乡村 | 女 | 1763 | 1826(99.8) | 2(0.1) | 2(0.1) | 104(5.7) | 144(7.9) | 1578(86.4) | 41.9 |
| 乡村 | 合计 | 3207 | 3386(99.5) | 6(0.2) | 10(0.3) | 247(7.3) | 294(8.7) | 2845(84.0) | 45.7 |
| 城乡 | 男 | 3216 | 3415(99.4) | 8(0.2) | 13(0.4) | 373(10.9) | 297(8.7) | 2745(80.4) | 55.8 |
| 城乡 | 女 | 3669 | 3769(99.7) | 4(0.1) | 6(0.2) | 304(8.1) | 287(7.6) | 3178(84.3) | 51.4 |
| 城乡 | 合计 | 6885 | 7184(99.6) | 12(0.2) | 19(0.3) | 677(9.4) | 584(8.1) | 5923(82.5) | 53.7 |

天津市 12～15 岁年龄组学生饮食习惯(%)

| 区域 | 性别 | 调查人数 | 吃甜点心或糖果的频次 | | | 喝加糖的牛奶或酸奶等的频次 | | | 喝甜饮料的频次 | | | 吃较硬的食物的频次 | | |
| --- | --- | --- | --- | --- | --- | --- | --- | --- | --- | --- | --- | --- | --- | --- |
| | | | 每天≥1次 | 每周1～6次 | 每月3次或更少 | 每天≥1次 | 每周1～6次 | 每月3次或更少 | 每天≥1次 | 每周1～6次 | 每月3次或更少 | 每天≥1次 | 每周1～6次 | 每月3次或更少 |
| 城市 | 男 | 2081 | 22.8 | 43.5 | 33.7 | 29.3 | 38.9 | 31.8 | 17.5 | 49.4 | 33.1 | 40.9 | 44.1 | 15.0 |
| 城市 | 女 | 2033 | 32.8 | 45.8 | 21.4 | 29.7 | 42.9 | 27.4 | 12.2 | 47.8 | 40.0 | 42.1 | 44.7 | 13.2 |
| 城市 | 合计 | 4114 | 27.7 | 44.7 | 27.6 | 29.5 | 40.9 | 29.6 | 14.9 | 48.6 | 36.5 | 41.5 | 44.4 | 14.2 |

续表

| 区域 | 性别 | 调查人数 | 吃甜点心或糖果的频次 | | | 喝加糖的牛奶或酸奶等的频次 | | | 喝甜饮料的频次 | | | 吃较硬的食物的频次 | | |
|---|---|---|---|---|---|---|---|---|---|---|---|---|---|---|
| | | | 每天≥1次 | 每周1~6次 | 每月3次或更少 | 每天≥1次 | 每周1~6次 | 每月3次或更少 | 每天≥1次 | 每周1~6次 | 每月3次或更少 | 每天≥1次 | 每周1~6次 | 每月3次或更少 |
| 乡村 | 男 | 2009 | 23.0 | 43.2 | 33.8 | 21.1 | 34.3 | 44.6 | 17.4 | 49.0 | 33.5 | 30.8 | 46.4 | 22.8 |
| | 女 | 1996 | 29.1 | 44.7 | 26.2 | 22.7 | 37.1 | 40.2 | 14.5 | 42.5 | 43.0 | 34.1 | 46.0 | 19.8 |
| | 合计 | 4005 | 26.0 | 43.9 | 30.0 | 21.9 | 35.7 | 42.4 | 16.0 | 45.8 | 38.3 | 32.5 | 46.2 | 21.3 |
| 城乡 | 男 | 4090 | 22.9 | 43.3 | 33.8 | 25.2 | 36.7 | 38.1 | 17.5 | 49.2 | 33.3 | 35.9 | 45.2 | 18.9 |
| | 女 | 4029 | 31.0 | 45.3 | 23.8 | 26.2 | 40.0 | 33.8 | 13.3 | 45.2 | 41.5 | 38.1 | 45.4 | 16.5 |
| | 合计 | 8119 | 26.9 | 44.3 | 28.8 | 25.7 | 38.3 | 36.0 | 15.4 | 47.2 | 37.4 | 37.0 | 45.3 | 17.7 |

天津市12~15岁年龄组学生不良习惯[n(%)]

| 区域 | 性别 | 调查人数 | 咬嘴唇 | 只用一边的牙齿吃东西 | 咬手指 | 咬笔 | 吐舌 | 其他习惯 | 无 |
|---|---|---|---|---|---|---|---|---|---|
| 城市 | 男 | 2081 | 995(47.9) | 746(35.8) | 675(32.5) | 514(24.7) | 193(9.3) | 35(1.7) | 525(25.2) |
| | 女 | 2033 | 1304(64.1) | 769(37.8) | 618(30.4) | 393(19.3) | 211(10.4) | 48(2.4) | 405(19.9) |
| | 合计 | 4114 | 2299(55.9) | 1515(36.8) | 1293(31.4) | 907(22.0) | 404(9.8) | 83(2.0) | 930(22.6) |
| 乡村 | 男 | 2009 | 955(47.5) | 820(40.8) | 608(30.3) | 464(23.1) | 170(8.5) | 43(2.1) | 470(23.4) |
| | 女 | 1996 | 1326(66.4) | 900(45.1) | 564(28.3) | 348(17.4) | 218(10.9) | 49(2.5) | 322(16.1) |
| | 合计 | 4005 | 2281(57.0) | 1720(42.9) | 1172(29.3) | 812(20.3) | 388(9.7) | 92(2.3) | 792(19.8) |
| 城乡 | 男 | 4090 | 1950(47.7) | 1566(38.3) | 1283(31.4) | 978(23.9) | 363(8.9) | 78(1.9) | 995(24.3) |
| | 女 | 4029 | 2630(65.3) | 1669(41.4) | 1182(29.3) | 741(18.4) | 429(10.6) | 97(2.4) | 727(18.0) |
| | 合计 | 8119 | 4580(56.4) | 3235(39.8) | 2465(30.4) | 1719(21.2) | 792(9.8) | 175(2.2) | 1772(21.2) |

**天津市 12～15 岁年龄组学生吸烟率 ［n(％)］**

| 区域 | 性别 | 调查人数 | 每天吸烟 | 每周吸烟 | 很少或曾经吸烟 | 从不吸烟 |
|------|------|----------|----------|----------|----------------|----------|
| 城市 | 男 | 2081 | 15 (0.7) | 4 (0.2) | 40 (1.9) | 2020 (97.2) |
|      | 女 | 2033 | 1 (0.0) | 2 (0.1) | 16 (0.8) | 2014 (99.1) |
|      | 合计 | 4114 | 16 (0.4) | 6 (0.1) | 56 (1.4) | 4034 (98.1) |
| 乡村 | 男 | 2009 | 31 (1.5) | 21 (1.0) | 143 (7.1) | 1813 (90.4) |
|      | 女 | 1996 | 3 (0.2) | 3 (0.2) | 33 (1.7) | 1957 (98.0) |
|      | 合计 | 4005 | 34 (0.8) | 24 (0.6) | 176 (4.4) | 3770 (94.2) |
| 城乡 | 男 | 4087 | 46 (1.1) | 25 (0.6) | 183 (4.5) | 3833 (93.8) |
|      | 女 | 4029 | 4 (0.1) | 5 (0.1) | 49 (1.2) | 3971 (98.6) |
|      | 合计 | 8116 | 50 (0.6) | 30 (0.4) | 232 (2.9) | 7804 (96.1) |

**天津市 12～15 岁年龄组学生过去 12 个月内牙痛经历 ［n(％)］**

| 区域 | 性别 | 调查人数 | 经常有 | 偶尔有 | 从来没有 | 记不清 |
|------|------|----------|--------|--------|----------|--------|
| 城市 | 男 | 2081 | 37 (1.8) | 808 (38.7) | 999 (48.1) | 237 (11.4) |
|      | 女 | 2033 | 39 (1.9) | 924 (45.5) | 795 (39.1) | 275 (13.5) |
|      | 合计 | 4114 | 76 (1.8) | 1732 (42.1) | 1794 (43.6) | 512 (12.5) |
| 乡村 | 男 | 2009 | 30 (1.5) | 780 (38.8) | 942 (46.9) | 257 (12.8) |
|      | 女 | 1996 | 65 (3.3) | 934 (46.8) | 710 (35.6) | 287 (14.4) |
|      | 合计 | 4005 | 95 (2.4) | 1714 (42.8) | 1652 (41.2) | 544 (13.6) |
| 城乡 | 男 | 4090 | 67 (1.6) | 1588 (38.8) | 1941 (47.5) | 494 (12.1) |
|      | 女 | 4029 | 104 (2.6) | 1858 (46.1) | 1505 (37.4) | 562 (13.9) |
|      | 合计 | 8119 | 171 (2.1) | 3446 (42.4) | 3446 (42.5) | 1056 (13.0) |

**天津市 12～15 岁年龄组学生牙外伤经历 ［n(％)］**

| 区域 | 性别 | 调查人数 | 牙外伤 | | | 牙外伤发生地点 | |
|------|------|----------|--------|--------|--------|----------------|--------|
|      |      |          | 有 | 没有 | 记不清 | 校园内 | 校园外 |
| 城市 | 男 | 2081 | 355 (17.1) | 1294 (62.2) | 431 (20.7) | 85 (23.9) | 286 (80.6) |
|      | 女 | 2033 | 212 (10.4) | 1417 (69.7) | 404 (19.9) | 40 (19.0) | 175 (82.9) |
|      | 合计 | 4114 | 567 (13.8) | 2711 (65.9) | 835 (20.3) | 125 (22.1) | 461 (81.4) |
| 乡村 | 男 | 2009 | 313 (15.6) | 1282 (63.8) | 414 (20.6) | 75 (24.0) | 251 (80.2) |
|      | 女 | 1996 | 222 (11.1) | 1371 (68.7) | 403 (20.2) | 38 (17.1) | 190 (85.6) |
|      | 合计 | 4005 | 535 (13.4) | 2653 (66.2) | 817 (20.4) | 113 (21.1) | 441 (82.4) |
| 城乡 | 男 | 4090 | 668 (16.3) | 2577 (63.0) | 845 (20.7) | 160 (24.0) | 537 (80.4) |
|      | 女 | 4029 | 434 (10.8) | 2788 (69.2) | 807 (20.0) | 78 (18.0) | 365 (84.3) |
|      | 合计 | 8119 | 1102 (13.6) | 5365 (66.1) | 1652 (20.3) | 238 (21.6) | 902 (81.9) |

天津市 12~15 岁年龄组学生就医率、末次看牙时间及末次看牙原因分布 [ n ( % ) ]

| 区域 | 性别 | 调查人数 | 有就医经历 | 过去12个月就医率 | 末次看牙时间 | | | 末次看牙原因 | | | |
|---|---|---|---|---|---|---|---|---|---|---|---|
| | | | | | <6 个月 | 6~12 个月 | >12 个月 | 咨询检查 | 预防看牙 | 治疗 | 不记得 |
| 城市 | 男 | 2081 | 1292(62.1) | 529(25.4) | 276(21.4) | 253(19.6) | 761(59.0) | 140(26.5) | 93(17.6) | 253(47.8) | 43(8.1) |
| | 女 | 2033 | 1393(68.5) | 669(32.9) | 413(29.6) | 256(18.4) | 724(52.0) | 183(27.4) | 65(9.7) | 378(56.5) | 43(6.4) |
| | 合计 | 4114 | 2685(65.3) | 1198(29.1) | 689(25.7) | 509(19.0) | 1485(55.3) | 323(27.0) | 158(13.2) | 631(52.7) | 86(7.2) |
| 乡村 | 男 | 2009 | 1057(52.6) | 446(22.2) | 200(18.9) | 246(23.3) | 611(57.8) | 107(24.0) | 97(21.8) | 172(38.7) | 69(15.5) |
| | 女 | 1996 | 1138(57.0) | 521(26.1) | 272(23.9) | 249(21.9) | 617(54.2) | 157(30.1) | 73(14.0) | 236(45.3) | 55(10.6) |
| | 合计 | 4005 | 2195(54.8) | 967(24.1) | 472(21.5) | 495(22.6) | 1228(55.9) | 264(27.3) | 170(17.6) | 408(42.2) | 124(12.8) |
| 城乡 | 男 | 4090 | 2349(57.4) | 975(23.8) | 476(20.3) | 499(21.3) | 1372(58.5) | 247(25.4) | 190(19.5) | 425(43.6) | 112(11.5) |
| | 女 | 4029 | 2531(62.8) | 1190(29.5) | 685(27.1) | 505(20.0) | 1341(53.0) | 340(28.6) | 138(11.6) | 614(51.6) | 98(8.2) |
| | 合计 | 8119 | 4880(60.1) | 2165(26.7) | 1161(23.8) | 1004(20.6) | 2713(55.6) | 587(27.1) | 328(15.2) | 1039(48.0) | 210(9.7) |

天津市 12～15 岁年龄组学生对全身健康和口腔健康的自我评价[n（%）]

| 区域 | 性别 | 调查人数 | 全身健康 | | | | | 口腔健康 | | | | |
|---|---|---|---|---|---|---|---|---|---|---|---|---|
| | | | 很好 | 较好 | 一般 | 较差 | 很差 | 很好 | 较好 | 一般 | 较差 | 很差 |
| 城市 | 男 | 2081 | 579(27.8) | 968(46.5) | 452(21.7) | 66(3.2) | 16(0.8) | 253(12.2) | 782(37.6) | 866(41.6) | 156(7.5) | 24(1.2) |
| | 女 | 2033 | 471(23.2) | 1001(49.2) | 499(24.5) | 59(2.9) | 3(0.1) | 172(8.5) | 778(38.3) | 890(43.8) | 171(8.4) | 22(1.1) |
| | 合计 | 4114 | 1050(25.5) | 1969(47.9) | 951(23.1) | 125(3.0) | 19(0.5) | 425(10.3) | 1560(37.9) | 1756(42.7) | 327(8.0) | 46(1.1) |
| 乡村 | 男 | 2009 | 601(29.9) | 855(42.6) | 511(25.4) | 33(1.6) | 9(0.4) | 213(10.6) | 693(34.5) | 898(44.7) | 171(8.5) | 34(1.7) |
| | 女 | 1996 | 502(25.2) | 899(45.0) | 561(28.1) | 31(1.6) | 3(0.2) | 132(6.6) | 646(32.4) | 984(49.3) | 203(10.2) | 31(1.6) |
| | 合计 | 4005 | 1103(27.5) | 1754(43.8) | 1072(26.8) | 64(1.6) | 12(0.3) | 345(8.6) | 1339(33.4) | 1882(47.0) | 374(9.3) | 65(1.6) |
| 城乡 | 男 | 4090 | 1180(28.8) | 1823(44.6) | 963(23.5) | 99(2.4) | 25(0.6) | 466(11.4) | 1475(36.1) | 1764(43.1) | 327(8.0) | 58(1.4) |
| | 女 | 4029 | 973(24.1) | 1900(47.2) | 1060(26.3) | 90(2.2) | 6(0.1) | 304(7.5) | 1424(35.3) | 1874(46.5) | 374(9.3) | 53(1.3) |
| | 合计 | 8119 | 2153(26.5) | 3723(45.9) | 2023(24.9) | 189(2.3) | 31(0.4) | 770(9.5) | 2899(35.7) | 3638(44.8) | 701(8.6) | 111(1.4) |

**天津市 12～15 岁年龄组学生上学期口腔健康保健课上课情况［*n*(％)］**

| 口腔健康保健课 | 城乡 | | 性别 | | 合计 |
| --- | --- | --- | --- | --- | --- |
| | 城市<br>(*n*=4114) | 乡村<br>(*n*=4005) | 男性<br>(*n*=4090) | 女性<br>(*n*=4029) | |
| 不知道或拒绝回答 | 169 (4.1) | 46 (1.1) | 137 (3.3) | 78 (1.9) | 215 (2.7) |
| 0 次 | 3376 (82.1) | 3290 (82.1) | 3275 (80.1) | 3391 (84.2) | 6666 (82.1) |
| 1～2 次 | 480 (11.7) | 539 (13.5) | 544 (13.3) | 475 (11.8) | 1019 (12.5) |
| 3 次及以上 | 89 (2.2) | 130 (3.2) | 134 (3.3) | 85 (2.1) | 219 (2.7) |

**天津市 12～15 岁年龄组学生牙齿矫正情况［*n*(％)］**

| 区域 | 性别 | 需要牙齿矫正<br>(*n*=8117) | 做过牙齿矫正<br>(*n*=8118) |
| --- | --- | --- | --- |
| 城市 | 男 | 567 (27.3) | 224 (10.8) |
| | 女 | 744 (36.6) | 322 (15.8) |
| | 合计 | 1311 (31.9) | 546 (13.3) |
| 乡村 | 男 | 405 (20.2) | 121 (6.0) |
| | 女 | 601 (30.1) | 103 (5.2) |
| | 合计 | 1006 (25.1) | 224 (5.6) |
| 城乡 | 男 | 972 (23.8) | 345 (8.4) |
| | 女 | 1345 (33.4) | 425 (10.5) |
| | 合计 | 2317 (28.5) | 770 (9.5) |

# 附录2 关于下发天津市儿童口腔健康流行病学抽样调查的通知

## 天津市卫生健康委员会

津卫疾控处便函〔2019〕34号

### 市卫生健康委疾控处 市教委体美劳处
### 关于印发2019年天津市儿童口腔健康流行病学抽样调查工作实施方案的通知

各有关区卫生健康委、教育局，各有关单位：

为全面掌握我市儿童口腔疾病的患病情况，了解儿童及家长对于口腔健康的知、信、行情况，为制定口腔卫生工作政策措施提供科学依据，市卫生健康委、市教委决定联合开展天津市儿童口腔健康流行病学抽样调查，并制定了《2019年天津市儿童口腔健康流行病学抽样调查工作实施方案》，现印发给你们，请认真照此执行。

市卫生健康委疾控处　　市教委体美劳处

2019年4月19日

— 1 —

# 附录3 2019年天津市儿童口腔健康流行病学抽样调查工作实施方案

## 一、调查目的

（1）掌握天津市儿童口腔健康状况及影响因素，监测龋齿和牙周病等口腔常见疾病的患病情况。

（2）掌握天津市儿童及家长口腔卫生保健的知识、态度和行为状况。

（3）分析天津市儿童口腔健康状况和口腔卫生保健的知识、态度和行为状况的长期变化趋势，探索其变化规律和影响因素。

## 二、调查内容

本次调查分为口腔健康检查和口腔健康问卷调查两部分。

### （一）口腔健康检查

包括牙列状况（冠龋、酸蚀症）、牙周状况（牙龈出血、牙石、牙周袋、附着丧失）、氟牙症、错颌畸形状况、颞下颌关节状况等。

### （二）口腔健康问卷调查

口腔健康问卷调查采用2种调查问卷，分别用于2个年龄段的调查。其中3～5岁儿童问卷由其监护人填写，重点收集关于儿童的生活习惯、喂养方式、家长发现的口腔健康问题、儿童口腔就医情况以及家长对于口腔保健知识的认知情况。12～15岁学生的问卷重点是口腔健康的知、信、行现状，对自我口腔健康状况的评估以及口腔就医情况。

# 三、抽样工作

## （一）确认调查点

本次调查共涉及全市 11 个区（西青区、武清区、宁河区、南开区、静海区、津南区、蓟州区、河北区、和平区、滨海新区、宝坻区）的 36 个调查点，见附件 1。

## （二）调查对象

调查对象包括 2 个年龄段，共 7 个年龄组，分别为 3～5 岁、12～15 岁的城乡常住人口（在当地居住达到 6 个月以上者）。

## （三）样本抽样

### 1. 样本量

本次天津市儿童口腔健康流行病学抽样调查遵循科学、有效、可行的原则，按照城乡、性别分层，在全市幼儿园、中学统一抽样。根据样本量计算公式进行估算，最终确认样本量为 12～15 岁年龄组共 7920 人，3～5 岁年龄组共 2160 人，全市样本量为 10080 人。

### 2. 调查个体的抽取

此次调查共抽取 36 个调查点，即 18 所幼儿园（城、乡各半）和 18 所中学（城、乡各半）。每所幼儿园需调查 120 人，其中 3、4、5 岁年龄组儿童各 40 人，男、女各半。每所中学需调查 440 人，其中 12、13、14、15 岁年龄组均各 110 人，男、女各半。

（1）3～5 岁年龄组调查对象的抽取。在抽取到的每所幼儿园，从调查年龄段最低级的第 1 个班级开始，由幼儿园组织填写《天津市儿童口腔健康流行病学抽样表格》（附件 2），直到 3～5 岁样本量均满足要求。幼儿园负责通知家长和儿童，在规定的时间分别参加口腔健康检查和问卷调查。

（2）12～15岁年龄组调查对象的抽取。在抽取到的每所中学，从一年级的第1个班级开始，由学校逐班登记学生姓名、性别、出生年月日等信息（附件2），直到12～15岁样本量均满足要求。由学校负责通知符合要求的学生，在规定的时间参加口腔健康检查和问卷调查。

在调查实施过程中，某个调查点的3～5岁儿童或12～15岁学生的人数不足时，不足部分可于邻近托幼机构、小学、中学抽取。

# 四、工作进度安排

2019年5月至2020年1月，天津市口腔医院组织实施并完成天津市儿童口腔健康流行病学抽样调查现场工作，同步进行数据录入工作。具体安排见《天津市儿童口腔健康流行病学调查工作进度安排表》（附件3）。

# 五、调查流程

（1）由天津市口腔医院成立流行病学调查工作现场调查队，调查队包括技术负责人1名、检查者3名、记录员3名、问卷调查员3名等。

（2）各有关区卫生健康委员会指定专人负责现场调查的组织协调工作，要根据全市总体安排，确定本辖区具体调查工作进度安排，填写《各区流行病学调查时间安排表》（附件4）并报至天津市口腔医院。

（3）各有关区卫生健康委员会组织对调查点幼儿园、学校参加口腔调查的儿童发放《天津市儿童口腔健康流行病学抽样调查通知书》（附件5）和《天津市儿童口腔健康流行病学抽样调查知情同意书》（附件6），在儿童家长知情同意的基础上，协调天津市口腔医院流行病学调查工作现场调查队开展流行病学调查工作。

# 六、组织保障

## （一）部门职责

市卫生健康委员会、市教育委员会负责全市儿童口腔健康流行病学抽样调查的组织领导和督导检查工作。

各区卫生健康委员会、教育局负责组织做好辖区幼儿园、学校的抽样调查，目标儿童的宣传动员，现场调查的组织协调等工作。

市口腔医院负责全市工作的具体实施，组织工作人员做好现场调查工作。

## （二）经费保障

本次流行病学调查工作经费由国家财政专项经费予以保障。经费使用管理要严格按照天津市财务相关规定执行，严禁超标、超范围使用，禁止挪用。

## （三）质量控制

市卫生健康委员会组织天津市口腔医院成立督导检查组，对现场调查工作进行督导检查，天津市口腔医院负责本次流行病学调查工作的日常管理和质量控制，确保各项任务如期完成。

关于知情同意书、调查表和问卷的保存，各个区在调查完成后将其封存并放于市项目办，资料至少保存5年。

**附件：** 1. 天津市各区学校、幼儿园抽样数（所）

2. 天津市儿童口腔健康流行病学抽样表格

3. 天津市儿童口腔健康流行病学调查工作进度安排表

4. 各区流行病学调查时间安排表

5. 天津市儿童口腔健康流行病学抽样调查通知书

6. 天津市儿童口腔健康流行病学抽样调查知情同意书

**附件 1**

# 天津市各区学校、幼儿园抽样数（所）

| 序号 | 区名 | 幼儿园数 | 中学数 |
|------|------|----------|--------|
| 1 | 西青区 | 1 | 1 |
| 2 | 武清区 | 2 | 3 |
| 3 | 宁河区 | 0 | 1 |
| 4 | 南开区 | 0 | 3 |
| 5 | 静海区 | 2 | 1 |
| 6 | 津南区 | 3 | 0 |
| 7 | 蓟州区 | 5 | 1 |
| 8 | 河北区 | 1 | 0 |
| 9 | 和平区 | 2 | 0 |
| 10 | 滨海新区 | 2 | 4 |
| 11 | 宝坻区 | 0 | 4 |

**附件2**

# 天津市儿童口腔健康流行病学抽样表格

### 天津市口腔健康流行病学抽样调查对象登记预约表

（3~5岁适用）

区幼儿园

| 班级 | 姓名 | 性别 | 出生年月日 | 年龄（按照实足年龄填写3、4、5） |
|------|------|------|------------|------------------------------------|
|      |      |      |            |                                    |
|      |      |      |            |                                    |
|      |      |      |            |                                    |
|      |      |      |            |                                    |
|      |      |      |            |                                    |
|      |      |      |            |                                    |
|      |      |      |            |                                    |
|      |      |      |            |                                    |
|      |      |      |            |                                    |
|      |      |      |            |                                    |
|      |      |      |            |                                    |
|      |      |      |            |                                    |
|      |      |      |            |                                    |
|      |      |      |            |                                    |
|      |      |      |            |                                    |
|      |      |      |            |                                    |
|      |      |      |            |                                    |
|      |      |      |            |                                    |
|      |      |      |            |                                    |

## 天津市口腔健康流行病学抽样调查对象登记预约表

### （12～15 岁适用）

区中学

| 班级 | 姓名 | 性别 | 出生年月日 | 年龄（按照实足年龄填写12、13、14、15） |
|------|------|------|-----------|----------------------------------------|
|      |      |      |           |                                        |
|      |      |      |           |                                        |
|      |      |      |           |                                        |
|      |      |      |           |                                        |
|      |      |      |           |                                        |
|      |      |      |           |                                        |
|      |      |      |           |                                        |
|      |      |      |           |                                        |
|      |      |      |           |                                        |
|      |      |      |           |                                        |
|      |      |      |           |                                        |
|      |      |      |           |                                        |
|      |      |      |           |                                        |
|      |      |      |           |                                        |
|      |      |      |           |                                        |
|      |      |      |           |                                        |
|      |      |      |           |                                        |
|      |      |      |           |                                        |
|      |      |      |           |                                        |
|      |      |      |           |                                        |

**附件 3**

# 天津市儿童口腔健康流行病学调查
# 工作进度安排表

| 日期 | 区 |
|---|---|
| 2019 年 5 月 6 日—31 日 | 宝坻区 |
| 2019 年 6 月 3 日—24 日 | 蓟州区 |
| 2019 年 6 月 25 日—28 日 | 和平区 |
| 2019 年 9 月 2 日—12 日 | 静海区 |
| 2019 年 9 月 16 日—20 日 | 宁河区 |
| 2019 年 9 月 23 日—30 日 | 滨海新区（塘沽） |
| 2019 年 10 月 8 日—31 日 | 武清区 |
| 2019 年 11 月 1 日—8 日 | 津南区 |
| 2019 年 11 月 11 日—29 日 | 滨海新区（大港） |
| 2019 年 12 月 2 日—6 日 | 西青区 |
| 2019 年 12 月 9 日—27 日 | 南开区 |
| 2019 年 12 月 30 日—31 日 | 滨海新区（汉沽） |
| 2020 年 1 月 6 日—7 日 | 河北区 |

**附件 4**

# 各区流行病学调查时间安排表

| 日期 | 调查对象 | 调查地点 | 调查人数 | 联系人 | 联系电话 |
|------|----------|----------|----------|--------|----------|
|      |          |          |          |        |          |
|      |          |          |          |        |          |
|      |          |          |          |        |          |
|      |          |          |          |        |          |
|      |          |          |          |        |          |
|      |          |          |          |        |          |
|      |          |          |          |        |          |
|      |          |          |          |        |          |
|      |          |          |          |        |          |
|      |          |          |          |        |          |
|      |          |          |          |        |          |
|      |          |          |          |        |          |

**附件5**

# 天津市儿童口腔健康流行病学抽样调查通知书

同学：

你好！

我们正在进行由天津市卫生健康委员会和天津市教育委员会组织的天津市儿童口腔健康流行病学抽样调查，即对儿童的口腔健康状况、知识和行为进行调查，为我市制订口腔保健计划提供依据。天津市口腔病防治办公室、天津市口腔医院承担全市的调查工作。

经随机抽样，你被邀请参加此项调查，希望能得到你的配合。请你于　　年　　月　　日　　时，在　　　　　　　　　（地点）参加免费的口腔健康检查和问卷调查。

谢谢你的合作！

（注：3～5岁儿童的问卷需由其监护人作答）

天津市口腔病防治办公室

年　月　日

附件 6

# 天津市儿童口腔健康流行病学抽样调查知情同意书

您好！

我们邀请您的孩子参加将在我市开展的"天津市儿童口腔健康流行病学抽样调查"。本调查已经得到天津市卫生健康委员会和天津市教育委员会的审查和批准。

**为什么要开展本项调查？**

为了解我市儿童口腔健康状况和相关的影响因素，促进我市儿童口腔健康。

**该调查是怎样进行的？**

您的孩子仅需接受 1 次由培训合格的口腔专科医师使用无创性口腔检查器械进行的口腔健康状况检查，填写或回答一份关于您孩子饮食、全身健康、口腔卫生等方面的问卷。整个过程约 30 分钟。

**参加调查对孩子有什么影响？**

参加本调查会花费您孩子（可能也包括您）的一点时间接受医师的口腔健康检查和问卷调查，如果您觉得参加调查会带来不便，对调查中的检查和步骤存在疑问，均可以向医师咨询。

**从此调查中您和孩子能获得什么利益？**

参加本调查可能会、也可能不会直接使您孩子的口腔健康状况得到好转。但是从本调查中得到的信息将帮助您了解孩子的口腔健康状况。

**参加本调查会给予您或孩子什么报酬？**

本项目为我市公益项目，没有酬劳。但是为了感谢您和孩子参加本次调查，将为您的孩子提供一份小礼品。

**参加此项调查会有什么风险和不良反应？如果您的孩子在参加调查期间受到损害会怎样？**

本次调查不涉及任何新器械或药物的研究，仅通过视诊和探诊对儿童口腔健康进行评价，无任何侵入性或创伤性检查。其间所用到的检查手套、口镜等均为口腔常规检查的用品，为一次性使用或经严格消毒。

**我和孩子的个人信息是保密的吗？**

您孩子的检查记录将保存在天津市口腔病防治办公室，调查人员、主管部门或其他相关机构必要时将被允许查阅相关的检查记录。<u>任何有关本调查结果的公开报告均不会披露您和孩子的个人信息</u>。您的个人和医学检查信息将对外保密，受到法律保护。

当您签署了这份知情同意书，代表您同意您孩子的个人和医学检查信息被用于上述所描述的场合。

**我的孩子必须参加本调查吗？**

参加本调查是完全自愿的，您可以拒绝您的孩子参加，或在调查过程中的任何时候选择退出，无需任何理由。如果您决定让孩子退出本次调查，请提前通知检查医师。

**联系方式和联系人**

在调查过程中，您遇到任何与调查相关的问题均可随时联系调查医师。

联系方式：

我们会随时保持畅通的联系渠道，为您答疑解惑，保障您的安全。


**受调查者监护人/代理人同意声明：**

我已经阅读了上述有关本次调查的介绍，对本次调查有了充分了解。我自愿同意我的孩子参加本文所介绍的调查。

受调查者姓名：　　　　　　监护人/代理人签名：


监护人/代理人与受调查者的关系：


　　　　　　　　　　签名日期：　　年　　月　　日

# 附录4  2019年天津市儿童口腔健康流行病学调查参加人员名单

**领导组**

王栩冬　天津市卫生健康委员会（时任）

韩金艳　天津市卫生健康委员会（时任）

张华泉　天津市教育委员会（时任）

高　辉　天津市卫生健康委员会

戴艳梅　天津市口腔医院·南开大学口腔医院

高占山　天津市教育委员会

**项目办公室**

戴艳梅　天津市口腔医院·南开大学口腔医院

冯昭飞　天津市口腔医院·南开大学口腔医院

张　磊　天津市卫生健康委员会

田宗蕊　天津市口腔医院·南开大学口腔医院

胡　静　天津市口腔医院·南开大学口腔医院

聂　帅　天津市口腔医院·南开大学口腔医院

李翠翠　天津市口腔医院·南开大学口腔医院

张　梁　天津市口腔医院·南开大学口腔医院

梁金杰　天津市口腔医院·南开大学口腔医院

吴　圣　天津市口腔医院·南开大学口腔医院

## 专家技术小组

冯昭飞　天津市口腔医院·南开大学口腔医院

王春晓　中国疾病预防控制中心慢性非传染性疾病预防控制中心

王德征　天津市疾病预防控制中心

田宗蕊　天津市口腔医院·南开大学口腔医院

胡　静　天津市口腔医院·南开大学口腔医院

### 流行病学调查小组人员名单

| 分工 | 人员 | 部门 |
|---|---|---|
| 技术负责人 | 冯昭飞 | 天津市口腔医院预防口腔科 |
| 临床检查者 | 胡静 | 天津市口腔医院预防口腔科 |
| | 田宗蕊 | 天津市口腔医院预防口腔科 |
| | 李翠翠 | 天津市口腔医院预防口腔科 |
| 临床检查记录员 | 张宏宁 | 天津市口腔医院护理部 |
| | 杜红 | 天津市口腔医院护理部 |
| | 刘孟祎 | 天津市口腔医院护理部 |
| 问卷调查员（兼器械准备、消毒） | 梁金杰 | 天津市口腔医院预防口腔科 |
| | 刘珍杰 | 天津市口腔医院预防口腔科 |
| | 任洁 | 天津市口腔医院预防口腔科 |
| 登记员 | 聂帅 | 天津市口腔医院预防口腔科 |
| 验收核查人员 | 冯昭飞 | 天津市口腔医院预防口腔科 |
| 现场联络人员 | 张梁 | 天津市口腔医院拓展部 |
| 司机 | 刘宇 | 天津市口腔医院院办 |
| 宣传 | 吴圣、高彬彬 | 天津市口腔医院拓展部 |

# 附录5 口腔健康调查表和调查问卷

## 一、口腔健康调查表

### 天津市儿童口腔健康流行病学抽样调查表（3~5岁）

ID号 ☐☐☐☐☐☐  姓名 _____  身高 ☐（m）体重 ☐（kg）

性别 ☐ 男=1 / 女=2  民族 ☐☐  户口类型 ☐ 非农=1 / 农业=2  幼儿园类型 ☐ 城=1 / 乡=2

出生日期 ☐☐☐☐☐☐☐☐

检查年份 ☐ 2019年=1 / 2020年=2  检查日期 ☐☐☐☐  检查者编号 ☐

**牙状况** ☐ 前牙反𬌗 0=无 1=有

| 55 | 54 | 53 | 52 | 51 | 61 | 62 | 63 | 64 | 65 |
| 16 | 15 | 14 | 13 | 12 | 11 | 21 | 22 | 23 | 24 | 25 | 26 |

牙冠 ☐☐☐☐☐☐☐☐☐☐☐☐

| 85 | 84 | 83 | 82 | 81 | 71 | 72 | 73 | 74 | 75 |
| 46 | 45 | 44 | 43 | 42 | 41 | 31 | 32 | 33 | 34 | 35 | 36 |

牙冠 ☐☐☐☐☐☐☐☐☐☐☐☐

**牙冠符号**

乳（恒）牙
A（0）无龋
B（1）窝沟龋
P（1）平滑面龋
C（2）已充填有龋（窝沟龋）
Q（2）已充填有龋（平滑面龋）
D（3）已充填无龋（窝沟龋）
R（3）已充填无龋（平滑面龋）
E（4）因龋缺失
X（5）因其他原因失牙
F（6）窝沟封闭
G（7）桥基牙，特殊冠或贴面
X（8）未萌牙
T（T）创伤
N（9）不作记录

**需要立即处理和安排治疗的情况说明**

有=1 ☐
无=0

**表格类型**

原始表=1 ☐
复查表=2

## 天津市儿童口腔健康流行病学抽样调查表（12~14岁）

ID号 ☐☐☐☐☐☐　　姓名 _____　　身高 ☐（m）　体重 ☐（kg）

性别 ☐ 男=1 女=2　　民族 ☐☐　　户口类型 ☐ 非农=1 农业=2　　学校类型 ☐ 城=1 乡=2

受教育年限 ☐☐　　出生日期 ☐☐☐☐☐☐☐☐

检查年份 ☐ 2019年=1 2020年=2　　检查日期 ☐☐☐　　检查者编号 ☐

**牙状况**

| | | 55 | 54 | 53 | 52 | 51 | 61 | 62 | 63 | 64 | 65 | | |
|---|---|---|---|---|---|---|---|---|---|---|---|---|---|
| | 17 | 16 | 15 | 14 | 13 | 12 | 11 | 21 | 22 | 23 | 24 | 25 | 26 | 27 |

牙冠 ☐☐☐☐☐☐☐☐☐☐☐☐☐☐

| | | 85 | 84 | 83 | 82 | 81 | 71 | 72 | 73 | 74 | 75 | | |
|---|---|---|---|---|---|---|---|---|---|---|---|---|---|
| | 47 | 46 | 45 | 44 | 43 | 42 | 41 | 31 | 32 | 33 | 34 | 35 | 36 | 37 |

牙冠 ☐☐☐☐☐☐☐☐☐☐☐☐☐☐

**牙冠符号**

| 乳（恒）牙 | 乳（恒）牙 | 乳（恒）牙 |
|---|---|---|
| 0（A）无龋 | 4（E）因龋缺失 | 8（X）未萌牙 |
| 1（B）冠龋 | 5（X）因其他原因失牙 | T（T）创伤 |
| 2（C）已充填有龋 | 6（F）窝沟封闭 | 9（N）不作记录 |
| 3（D）已充填无龋 | 7（G）桥基牙，特殊冠或贴面 | |

**牙冠状况**

| | | 55 | 54 | 53 | 52 | 51 | 61 | 62 | 63 | 64 | 65 | | |
|---|---|---|---|---|---|---|---|---|---|---|---|---|---|
| | 17 | 16 | 15 | 14 | 13 | 12 | 11 | 21 | 22 | 23 | 24 | 25 | 26 | 27 |

牙龈出血 ☐☐☐☐☐☐☐☐☐☐☐☐☐☐

牙结石 ☐☐☐☐☐☐☐☐☐☐☐☐☐☐

| | | 85 | 84 | 83 | 82 | 81 | 71 | 72 | 73 | 74 | 75 | | |
|---|---|---|---|---|---|---|---|---|---|---|---|---|---|
| | 47 | 46 | 45 | 44 | 43 | 42 | 41 | 31 | 32 | 33 | 34 | 35 | 36 | 37 |

☐☐☐☐☐☐☐☐☐☐☐☐☐☐

牙龈出血 ☐☐☐☐☐☐☐☐☐☐☐☐☐☐

| **牙龈出血** | | **牙石** | |
|---|---|---|---|
| 无=0 | 不作记录=9 | 无=0 | 不作记录=9 |
| 有=1 | 缺失牙=X | 有=1 | 缺失牙=X |

| **氟牙症** ☐ | **需要立即处理和安排治疗的情况说明** ☐ |
|---|---|
| 正常=0　　中度=4 | 无=0 |
| 可疑=1　　重度=5 | 有=1 |
| 极轻=2　　不作记录=9 | |
| 轻度=3 | |

| **酸蚀症** ☐　受酸蚀症影响的牙数 ☐☐ | **畸形中央尖** ☐ |
|---|---|
| 没有酸蚀现象=0 | |
| 牙釉质酸蚀=1 | **涉及牙位** ──┼── |
| 牙本质酸蚀=2 | |
| 影响到牙髓健康的酸蚀=3 | |

**牙颌畸形**　　是否在进行正畸治疗中 ☐　　否=0
　　　　　　　　　　　　　　　　　　　　　　是=1

**牙列**　　　上颌 ☐　　切牙、尖牙和前磨牙丧失
　　　　　　　下颌 ☐　　——分别填入上颌和下颌缺牙数量

**间隙**　　☐　　　　☐　　　　☐　　　　☐　　　　☐
　　　　切牙段拥挤　　切牙段有间隙　　正中间有间隙　　前牙覆𬌗　　上唇系带
　　　　　　　　　　　　　　　　　　　（mm）

　　不拥挤=0　　　　无间隙=0　　　　上切牙遮盖下切牙不超过1/3=0　　正常=0
　　1段拥挤=1　　　1段有间隙=1　　上切牙遮盖下切牙1/3~1/2=1　　　上唇系带低=1
　　2段拥挤=2　　　2段有间隙=2　　上切牙遮盖下切牙1/2~2/3=2
　　　　　　　　　　　　　　　　　上切牙遮盖下切牙超过2/3=3

　　☐　　　　☐　　　　☐　　右侧 ☐　　左侧 ☐
　上前牙覆盖　　下前牙覆盖　　垂直前牙开𬌗　上下颌第一　　中性关系=1
　（mm）　　　（mm）　　　（mm）　恒磨牙关系　　近中关系=2
　　　　　　　　　　　　　　　　　　　　　　　远中关系=3

---

**颞下颌关节检查** ☐　无=0　　有=1　（除距离数值记录以外，均按此记录）

**下颌运动（mm）**

最大自由开口度 ☐☐ mm=（40~60）　　　最大被动开口度 ☐☐ mm=（42~62）

☐ 大张口下颌偏斜　　　　　　　　　　☐ 开闭口 "S" 形偏斜

☐ 下颌前伸运动受限（正常≥7 mm）　　☐ 下颌前伸时关节区痛

☐ 下颌右侧运动受限（正常≥7 mm）　　☐ 下颌右侧运动关节区痛

☐ 下颌左侧运动受限（正常≥7 mm）　　☐ 下颌左侧运动关节区痛

**关节杂音（JN）**

右侧　　　　　　　左侧

☐　可重复的弹响　☐

☐　不可重复的弹响　☐

☐ 外人能听见的大声弹响　☐

## 天津市儿童口腔健康流行病学抽样调查表（15岁）

ID号 ☐☐☐☐☐☐　　姓名 _____　　　身高 ☐（m）体重 ☐（kg）

性别 ☐ 男=1 女=2　　民族 ☐☐　　户口类型 ☐ 非农=1 农业=2　　学校类型 ☐ 城=1 乡=2

受教育年限 ☐☐　　出生日期 ☐☐☐☐☐☐☐☐

检查年份 ☐ 2019年=1 2020年=2　　检查日期 ☐☐☐☐　　检查者编号 ☐

### 牙状况

| | | | 55 | 54 | 53 | 52 | 51 | 61 | 62 | 63 | 64 | 65 | | |
|---|---|---|---|---|---|---|---|---|---|---|---|---|---|---|
| | 17 | 16 | 15 | 14 | 13 | 12 | 11 | 21 | 22 | 23 | 24 | 25 | 26 | 27 |
| 牙冠 | ☐ | ☐ | ☐ | ☐ | ☐ | ☐ | ☐ | ☐ | ☐ | ☐ | ☐ | ☐ | ☐ | ☐ |

| | | | 85 | 84 | 83 | 82 | 81 | 71 | 72 | 73 | 74 | 75 | | |
|---|---|---|---|---|---|---|---|---|---|---|---|---|---|---|
| | 47 | 46 | 45 | 44 | 43 | 42 | 41 | 31 | 32 | 33 | 34 | 35 | 36 | 37 |
| 牙冠 | ☐ | ☐ | ☐ | ☐ | ☐ | ☐ | ☐ | ☐ | ☐ | ☐ | ☐ | ☐ | ☐ | ☐ |

### 牙冠符号

| 乳（恒）牙 | 乳（恒）牙 | 乳（恒）牙 |
|---|---|---|
| 0（A）无龋 | 4（E）因龋缺失 | 8（X）未萌牙 |
| 1（B）冠龋 | 5（X）因其他原因失牙 | T（T）创伤 |
| 2（C）已充填有龋 | 6（F）窝沟封闭 | 9（N）不作记录 |
| 3（D）已充填无龋 | 7（G）桥基牙，特殊冠或贴面 | |

### 牙冠状况

| | | | 55 | 54 | 53 | 52 | 51 | 61 | 62 | 63 | 64 | 65 | | |
|---|---|---|---|---|---|---|---|---|---|---|---|---|---|---|
| | 17 | 16 | 15 | 14 | 13 | 12 | 11 | 21 | 22 | 23 | 24 | 25 | 26 | 27 |
| 牙龈出血 | ☐ | ☐ | ☐ | ☐ | ☐ | ☐ | ☐ | ☐ | ☐ | ☐ | ☐ | ☐ | ☐ | ☐ |
| 牙石 | ☐ | ☐ | ☐ | ☐ | ☐ | ☐ | ☐ | ☐ | ☐ | ☐ | ☐ | ☐ | ☐ | ☐ |
| 牙周袋 | ☐ | ☐ | ☐ | ☐ | ☐ | ☐ | ☐ | ☐ | ☐ | ☐ | ☐ | ☐ | ☐ | ☐ |
| 附着丧失 | ☐ | ☐ | ☐ | ☐ | ☐ | ☐ | ☐ | ☐ | ☐ | ☐ | ☐ | ☐ | ☐ | ☐ |

| | | | 85 | 84 | 83 | 82 | 81 | 71 | 72 | 73 | 74 | 75 | | |
|---|---|---|---|---|---|---|---|---|---|---|---|---|---|---|
| | 47 | 46 | 45 | 44 | 43 | 42 | 41 | 31 | 32 | 33 | 34 | 35 | 36 | 37 |
| 牙龈出血 | ☐ | ☐ | ☐ | ☐ | ☐ | ☐ | ☐ | ☐ | ☐ | ☐ | ☐ | ☐ | ☐ | ☐ |
| 牙石 | ☐ | ☐ | ☐ | ☐ | ☐ | ☐ | ☐ | ☐ | ☐ | ☐ | ☐ | ☐ | ☐ | ☐ |
| 牙周袋 | ☐ | ☐ | ☐ | ☐ | ☐ | ☐ | ☐ | ☐ | ☐ | ☐ | ☐ | ☐ | ☐ | ☐ |
| 附着丧失 | ☐ | ☐ | ☐ | ☐ | ☐ | ☐ | ☐ | ☐ | ☐ | ☐ | ☐ | ☐ | ☐ | ☐ |

**需要立即处理和安排治疗的情况说明** ☐

无=0
有=1

续表

牙颌畸形 [　]　　　　　　　牙石 [　]

| | |
|---|---|
| 无=0 | 不作记录=9 |
| 有=1 | 缺失牙=X |

| | |
|---|---|
| 探诊后没有牙石=0 | 不作记录=9 |
| 探诊后有牙石=1 | 缺失牙=X |

牙周袋 [　]　　　　　　　　牙釉质 [　]

无=0
牙周袋4~5 mm（龈缘在第1个黑区内）=1
牙周袋≥6 mm（龈缘超过第1个黑区上限）=2
不作记录=9
缺失牙=X

0~3 mm=0
4~5 mm（釉牙骨质界在第1个黑区内）=1
6~8 mm（釉牙骨质界在两个黑区之间）=2
9~11 mm（釉牙骨质界在第2个黑区内）=3
≥12 mm（釉牙骨质界超过第2个黑区上限）=4
不作记录=9
缺失牙=X

氟牙症 [　]　　　酸蚀症 [　]　　　畸形中央尖 [　]

| | | |
|---|---|---|
| 正常=0 | 没有酸蚀现象=0 | 无=0 |
| 可疑=1 | 牙釉质酸蚀=1 | 有完整中央尖=1 |
| 极轻=2 | 牙本质酸蚀=2 | 中央尖出现折断=2 |
| 轻度=3 | 影响到牙髓健康的酸蚀=3 | |
| 中度=4 | | **涉及牙位** |
| 重度=5 | | |
| 不作记录=9 | 受酸蚀症影响的牙数 [　] [　] | |

牙颌畸形　是否在进行正畸治疗中 [　]　否=0
　　　　　　　　　　　　　　　　　　是=1

牙列　　上颌 [　]　切牙、尖牙和前磨牙丧失
　　　　下颌 [　]　——分别填入上颌和下颌缺牙数量

间隙　　[　]　　　[　]　　　[　]　　　[　]　　　[　]
　　　切牙段拥挤　切牙段有间隙　正中间有间隙　前牙覆𬌗　上唇系带
　　　　　　　　　　　　　　　　　（mm）

| 不拥挤=0 | 无间隙=0 | 上切牙遮盖下切牙不超过1/3=0 | 正常=0 |
|---|---|---|---|
| 1段拥挤=1 | 1段有间隙=1 | 上切牙遮盖下切牙1/3~1/2=1 | 上唇系带低=1 |
| 2段拥挤=2 | 2段有间隙=2 | 上切牙遮盖下切牙1/2~2/3=2 | |
| | | 上切牙遮盖下切牙超过2/3=3 | |

　　　[　]　　　[　]　　　[　]　　　右侧 [　]　左侧 [　]
　　上前牙覆盖　下前牙覆盖　垂直前牙开𬌗　上下颌第一　中性关系=1
　　（mm）　　　（mm）　　　（mm）　　恒磨牙关系　近中关系=2
　　　　　　　　　　　　　　　　　　　　　　　　远中关系=3

颞下颌关节检查 [　]　无=0　有=1　（除距离数值记录以外，均按此记录）

下颌运动（mm）

最大自由开口度 [　][　] mm=（40~60）　最大被动开口度 [　][　] mm=（42~62）

| | | 关节杂音（JN） | |
|---|---|---|---|
| | | 右侧 | 左侧 |
| [　]大张口下颌偏斜 | [　]开闭口"S"形偏斜 | | |
| [　]下颌前伸运动受限（正常≥7 mm） | [　]下颌前伸时关节痛 | [　]可重复的弹响 | [　] |
| [　]下颌右侧运动受限（正常≥7 mm） | [　]下颌右侧运动关节区痛 | [　]不可重复的弹响 | [　] |
| [　]下颌左侧运动受限（正常≥7 mm） | [　]下颌左侧运动关节区痛 | [　]外人能听见的大声弹响 | [　] |

## 二、调查问卷

# 2019 年天津市儿童口腔健康调查问卷（儿童家长）

被调查者 ID 号：□□□□□□　　　　　　　被调查儿童姓名：

调查日期：20□□年□□月□□日　　　　　调查员编号：□

注意：只有孩子的父母、祖父母或外祖父母才能完成本问卷！

**要求：请在选择题相应选项前面的"□"内画"√"。**

1. 您是孩子的?（只选一个答案）

　　1）□父亲　2）□母亲　3）□祖父/外祖父　4）□祖母/外祖母

2. 您孩子出生时的体重是_____千克。（请保留一位小数，不知道或拒绝回答的填写"N"）

B2 孩子出生时是否早产?　　　1）□是　　　2）□否

3. 您孩子出生后 6 个月内喂养的方式?（只选一个答案）

　　1）□完全母乳喂养　　2）□母乳喂养为主　　　3）□完全人工喂养

　　4）□人工喂养为主　　5）□母乳喂养和人工喂养各半

　　[选择答案是3）、4）、5）的请回答 B3 题，其余请直接回答 4 题]

B3 6 个月内主要的人工喂养姿势是?

　　1）□怀抱婴儿，婴儿上身与水平面约成45°

　　2）□婴儿接近平躺　3）□其他

4. 您孩子平时进食以下食品或饮料的频率如何？（每小题选一个答案）

| | 6<br>每天<br>≥2次 | 5<br>每天<br>1次 | 4<br>每周<br>2~6次 | 3<br>每周<br>1次 | 2<br>每月<br>1~3次 | 1<br>很少或<br>从不 |
|---|---|---|---|---|---|---|
| 1）甜点心（饼干、蛋糕、面包）及糖果（巧克力、含糖口香糖） | □ | □ | □ | □ | □ | □ |
| 2）甜饮料（糖水、可乐等碳酸饮料，橙汁、苹果汁等果汁，柠檬水等非鲜榨果汁） | □ | □ | □ | □ | □ | □ |
| 3）加糖的牛奶、酸奶、奶粉、茶、豆浆、咖啡 | □ | □ | □ | □ | □ | □ |

B4 大多数时间孩子用什么方式吃水果？

　　1）□整个啃　2）□切成块　3）□榨汁

5. 您孩子在晚上睡前吃甜点或喝甜饮料吗？（只选一个答案）

　　1）□经常　2）□偶尔　3）□从不

6. 您孩子刷牙吗？（只选一个答案）

　　1）□刷牙　2）□偶尔刷或从不刷

　　［选择答案是2）的，请跳过第7~11题］

7. 您孩子从几岁开始刷牙？（只选一个答案）

　　1）□半岁　2）□1岁　3）□2岁　4）□3岁

　　5）□4岁　6）□5岁　7）□不记得

8. 您孩子每天刷几次牙？（只选一个答案）

　　1）□2次及2次以上　2）□1次　3）□不是每天刷

9. 您帮助孩子刷牙吗？（只选一个答案）

　　1）□每天　2）□每周　3）□有时　4）□偶尔　5）□从没做过

10. 您孩子刷牙时使用牙膏吗？（只选一个答案）

    1）□是　2）□否　3）□不知道

    ［选择答案是2）或3）的，请跳过第11题］

11. 您孩子刷牙时使用含氟牙膏吗？（只选一个答案）

    1）□是　2）□否　3）□不知道

12. 在过去的12个月内，您孩子是否有过牙痛或不适？（只选一个答案）

    1）□从来没有　2）□偶尔有　3）□经常有　4）□不清楚

13. 您孩子去医院看过牙吗？（只选一个答案）

    1）□看过　2）□从来没看过

    ［选择答案是2）的，请跳过第14～17题］

14. 您孩子最近一次去医院看牙距离现在多长时间？（只选一个答案）

    1）□6个月以内

    2）□6个月至12个月　［选择答案是1）或2）的，请跳过第18题］

    3）□12个月以上　［选择答案是3）的，请跳过第15～17题］

15. 您孩子最近一次去医院看牙的主要原因是什么？（只选一个答案）

    1）□咨询检查　2）□预防　3）□治疗　4）□不知道

16. 在过去的一年内您孩子去医院看牙的总费用是_____元，看牙次数为

    _____次。（请填一个整数，不知道或拒绝回答的填写"N"）

17. 在上述看牙费用中，您个人需要支付的比例是_____%。（请填一个整

    数，不知道或拒绝回答的填写"N"）

18. 您孩子在过去12个月里没有看牙的原因是？（可选多个答案）

    1）□孩子的牙没问题　2）□孩子的牙坏得不严重

    3）□乳牙要替换，不需要看　4）□因为经济困难，看不起牙

    5）□看牙不方便　6）□太忙、没时间

    7）□孩子害怕看牙疼痛　8）□附近没有牙医

    9）□害怕传染病　10）□很难找到信得过的牙医

    11）□挂号太难　12）□在幼儿园看牙　13）□其他原因

19. 您觉得您孩子需要做牙齿矫正吗？　　　　1）□需要　2）□不需要

B19 您的孩子做过牙齿矫正吗？　　　　　　1）□做过　2）□未做过

20. 您对孩子的全身健康状况评价如何？（只选一个答案）

 1）□很好 2）□较好 3）□一般 4）□较差 5）□很差

21. 您对孩子的牙齿和口腔状况评价如何？（只选一个答案）

 1）□很好 2）□较好 3）□一般 4）□较差 5）□很差

22. 您对以下说法的看法如何？（每小题选一个答案）

| | 1 同意 | 2 不同意 | 8 无所谓 | 9 不知道 |
|---|---|---|---|---|
| 1）口腔健康对孩子的生活很重要 | □ | □ | □ | □ |
| 2）定期的口腔检查是很有必要的 | □ | □ | □ | □ |
| 3）牙齿的好坏不是天生的，与自身的保护有关系 | □ | □ | □ | □ |
| 4）预防牙病靠自身 | □ | □ | □ | □ |
| 5）保护孩子六龄牙很重要 | □ | □ | □ | □ |
| 6）母亲牙齿不好会影响孩子的牙齿 | □ | □ | □ | □ |

23. 您认为下面的说法是否正确？（每小题选一个答案）

| | 1 正确 | 2 不正确 | 8 不知道 |
|---|---|---|---|
| 1）刷牙时牙龈出血是正常的 | □ | □ | □ |
| 2）细菌可以引起牙龈发炎 | □ | □ | □ |
| 3）刷牙对预防牙龈出血没有用 | □ | □ | □ |
| 4）细菌可以引起龋齿 | □ | □ | □ |
| 5）吃糖会导致龋齿 | □ | □ | □ |
| 6）乳牙坏了不用治疗 | □ | □ | □ |
| 7）窝沟封闭能预防儿童龋齿 | □ | □ | □ |
| 8）氟化物对保护牙齿没有用 | □ | □ | □ |

24. 您获得的最高学历是什么？（只选一个答案）

 1）□没有上过学 2）□小学 3）□初中 4）□高中

5）□中专　6）□大专　7）□本科　8）□硕士及以上

25. 您家里共同生活的有_____口人。（请填一个整数，不知道或拒绝回答的填写"N"）

26. 您家里共同生活的人1年的总收入大约是_____万。（请填一个整数，不知道或拒绝回答的填写"N"）

**十分感谢您的合作!**

# 2019 年天津市儿童口腔健康调查问卷（学生）

被调查者 ID 号：□□□□□□

学校：_____ 年级：_____ 班级：_____ 被调查者姓名：_____

调查日期：20□□年□□月□□日　调查员编号：□

同学们：

　　你们好！为进一步做好儿童、青少年的口腔保健工作，我们需要知道你对口腔保健的想法和做法，本调查与你们的学习成绩无关，调查结果也不会告诉家长和老师。希望你们按题目的要求如实回答。谢谢！

**要求：请在选择题相应选项前面的"□"内画"√"。**

1. 你是独生子女吗？（只选一个答案）

　　1）□是　2）□不是

2. 你父亲的最高学历是？（只选一个答案）

　　1）□没有上过学　2）□小学　3）□初中　4）□高中

　　5）□中专　6）□大专　7）□本科　8）□硕士及以上

　　9）□没有父亲或者不知道

3. 你母亲的最高学历是？（只选一个答案）

　　1）□没有上过学　2）□小学　3）□初中　4）□高中

　　5）□中专　6）□大专　7）□本科　8）□硕士及以上

　　9）□不知道

4. 你刷牙吗？（只选一个答案）

　　1）□刷牙　2）□偶尔刷或从不刷

　　[选择答案是 2）的，请跳过第 5~7 题]

5. 你每天刷几次牙？（只选一个答案）

　　1）□每天刷 2 次及 2 次以上　2）□每天刷 1 次　3）□不是每天刷

6. 你刷牙时使用牙膏吗？（只选一个答案）

　　1）□是　2）□否

　　[选择答案是2）或3）的，请跳过第7题]

7. 你刷牙时使用含氟牙膏吗？（只选一个答案）

　　1）□是　　2）□否　　3）□不知道

8. 你使用牙线吗？（只选一个答案）

　　1）□不用　2）□偶尔用　　3）□每周用　　4）□每天用

9. 你平时进食以下食品或饮料的频率如何？（每小题选一个答案）

| | 6 每天 ≥2次 | 5 每天 1次 | 4 每周 2~6次 | 3 每周 1次 | 2 每月 1~3次 | 1 很少或 从不 |
|---|---|---|---|---|---|---|
| 1）甜点心（饼干、蛋糕、面包）及糖果（巧克力、含糖口香糖） | □ | □ | □ | □ | □ | □ |
| 2）甜饮料（糖水、可乐等碳酸饮料，橙汁、苹果汁等果汁，柠檬水等非鲜榨果汁） | □ | □ | □ | □ | □ | □ |
| 3）加糖的牛奶、酸奶、奶粉、茶、豆浆、咖啡 | □ | □ | □ | □ | □ | □ |
| 4）较硬食物（如饼、玉米、苹果、坚果、芹菜） | □ | □ | □ | □ | □ | □ |

10. 你抽烟吗？（只选一个答案）

　　1）□每天抽　2）□每周抽　3）□很少或曾经抽　4）□从不抽

11. 你对自己的全身健康状况评价如何？（只选一个答案）

　　1）□很好　2）□较好　3）□一般　4）□较差　5）□很差

12. 你对自己的牙齿和口腔状况评价如何？（只选一个答案）

    1）□很好　2）□较好　3）□一般　4）□较差　5）□很差

13. 你的牙齿碰伤或摔伤过吗？（只选一个答案）

    1）□伤过　2）□没伤过　3）□记不清

    ［选择答案是2）或3）的，请跳过第14题］

14. 你的牙齿是在什么地方受的伤？（可选多个答案）

    1）□在校园内　2）□在校园外

15. 在过去的12个月里，你是否有过牙疼？（只选一个答案）

    1）□经常有　2）□偶尔有　3）□从来没　4）□记不清

16. 你看过牙吗？（只选一个答案）

    1）□看过　2）□从来没看过

    ［选择答案是2）的，请跳过第17、18题］

17. 你最近一次看牙距离现在多长时间？（只选一个答案）

    1）□6个月以内　2）□6~12个月

    3）□12个月以上 ［选择答案是3）的，请跳过第18题］

18. 你最近一次看牙的主要原因是什么？（只选一个答案）

    1）□咨询检查　2）□预防　3）□治疗　4）□不知道

19. 你认为下面的说法是否正确？（每小题选一个答案）

| | 1<br>正确 | 2<br>不正确 | 8<br>不知道 |
|---|---|---|---|
| 1）刷牙时牙龈出血是正常的 | □ | □ | □ |
| 2）细菌可以引起牙龈发炎 | □ | □ | □ |
| 3）刷牙对预防牙龈出血没有用 | □ | □ | □ |
| 4）细菌可以引起龋齿 | □ | □ | □ |
| 5）吃糖会导致龋齿 | □ | □ | □ |
| 6）氟化物对保护牙齿没有用 | □ | □ | □ |
| 7）窝沟封闭可保护牙齿 | □ | □ | □ |
| 8）口腔疾病可能会影响全身健康 | □ | □ | □ |

20. 你对以下说法的看法如何？（每小题选一个答案）

|  | 1<br>同意 | 2<br>不同意 | 8<br>无所谓 | 9<br>不知道 |
|---|---|---|---|---|
| 1）口腔健康对自己的生活很重要 | ☐ | ☐ | ☐ | ☐ |
| 2）定期的口腔检查是很有必要的 | ☐ | ☐ | ☐ | ☐ |
| 3）牙齿的好坏不是天生的，与自身的<br>　保护有关系 | ☐ | ☐ | ☐ | ☐ |
| 4）预防牙病首先靠自己 | ☐ | ☐ | ☐ | ☐ |

21. 在过去的6个月内，口腔的问题对你以下方面的影响有多大？（每小题选一个答案）

|  | 1<br>严重影响 | 2<br>一般影响 | 3<br>轻微影响 | 4<br>不影响 | 5<br>不清楚 |
|---|---|---|---|---|---|
| 1）进食 | ☐ | ☐ | ☐ | ☐ | ☐ |
| 2）发音 | ☐ | ☐ | ☐ | ☐ | ☐ |
| 3）刷牙或漱口 | ☐ | ☐ | ☐ | ☐ | ☐ |
| 4）做家务 | ☐ | ☐ | ☐ | ☐ | ☐ |
| 5）上学 | ☐ | ☐ | ☐ | ☐ | ☐ |
| 6）睡眠 | ☐ | ☐ | ☐ | ☐ | ☐ |
| 7）露牙微笑 | ☐ | ☐ | ☐ | ☐ | ☐ |
| 8）易烦恼 | ☐ | ☐ | ☐ | ☐ | ☐ |
| 9）人际交往 | ☐ | ☐ | ☐ | ☐ | ☐ |

22. 下列口腔问题对你生活质量（吃东西或美观）的影响有多大？（每小题选一个答案）

|  | 1<br>严重影响 | 2<br>一般影响 | 3<br>轻微影响 | 4<br>不影响 | 5<br>不清楚 |
|---|---|---|---|---|---|
| 1）龋齿（虫牙） | ☐ | ☐ | ☐ | ☐ | ☐ |
| 2）牙齿不整齐 | ☐ | ☐ | ☐ | ☐ | ☐ |
| 3）氟斑牙（黄牙） | ☐ | ☐ | ☐ | ☐ | ☐ |
| 4）其他 | ☐ | ☐ | ☐ | ☐ | ☐ |

23. 上学期，你在学校上过几次有口腔保健内容的课？ _____次（请填一个整数，不知道或拒绝回答的填写"N"）

24. 你经常会有以下情况吗？（可多选）
    1）□只用一边的牙齿吃东西　2）□咬嘴唇　3）□咬笔　4）□吐舌
    5）□咬手指　6）□其他习惯　7）□无

25. 你认为自己是否需要做牙齿矫正？
    1）□需要　2）□不需要　3）□不知道

26. 是否做过（或正在做）牙齿矫正？
    1）□是　2）□不是　3）□不知道

**十分感谢你的合作！**

# 睡眠质量指数调查问卷

问卷由 9 道题组成，前 4 题为填空题，后 5 题为选择题，其中第 5 题包含 10 道小题。

指导语：下面一些问题是关于最近 1 个月你的睡眠情况，请选择或填写最符合你近 1 个月实际情况的答案。请回答下列问题！

1. 近 1 个月，晚上通常_____点上床睡觉。

2. 近 1 个月，从上床到入睡通常需要_____分钟。

3. 近 1 个月，通常早上_____点起床。

4. 近 1 个月，每夜通常实际睡眠_____小时（不等于卧床时间）。

5. 近 1 个月，因下列情况影响睡眠而烦恼。（请选择 1 个最适合你的答案）

| | | | |
|---|---|---|---|
| （1）入睡困难（30 分钟内不能入睡） | □无 | □＜1 次/周 | □1~2 次/周 | □≥3 次/周 |
| （2）夜间易醒或早醒 | □无 | □＜1 次/周 | □1~2 次/周 | □≥3 次/周 |
| （3）夜间去厕所 | □无 | □＜1 次/周 | □1~2 次/周 | □≥3 次/周 |
| （4）呼吸不畅 | □无 | □＜1 次/周 | □1~2 次/周 | □≥3 次/周 |
| （5）咳嗽或鼾声高 | □无 | □＜1 次/周 | □1~2 次/周 | □≥3 次/周 |
| （6）感觉冷 | □无 | □＜1 次/周 | □1~2 次/周 | □≥3 次/周 |
| （7）感觉热 | □无 | □＜1 次/周 | □1~2 次/周 | □≥3 次/周 |
| （8）做噩梦 | □无 | □＜1 次/周 | □1~2 次/周 | □≥3 次/周 |
| （9）疼痛不适 | □无 | □＜1 次/周 | □1~2 次/周 | □≥3 次/周 |
| （10）其他影响睡眠的事情 | □无 | □＜1 次/周 | □1~2 次/周 | □≥3 次/周 |
| 如有，请说明： | | | | |

6. 近 1 个月，总的来说，你认为自己的睡眠质量：

    1）□很好　2）□较好　3）□较差　4）□很差

7. 近 1 个月，你用药物入眠的情况：

    1）□无　2）□＜1 次/周　3）□1~2 次/周

    4）□≥3 次/周

8. 近1个月，你经常感到困倦吗？

　　1）□无　2）□＜1 次/周　3）□1~2 次/周

　　4）□≥3 次/周

9. 近1个月，你做事情的精力不足吗？

　　1）□没有　2）□偶尔有　3）□经常有

**十分感谢你的合作！**

# 附录6　2019年天津市儿童口腔健康
# 流行病学调查工作照

## 一、天津市儿童口腔健康流行病学项目启动

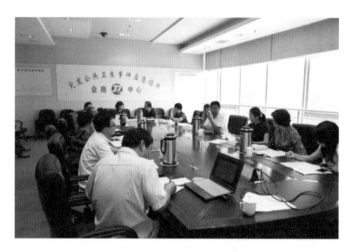

前期与各区卫生健康委员会进行工作协调会议

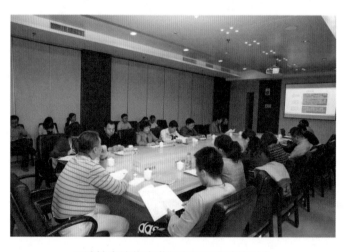

口腔健康流行病学调查项目启动培训会

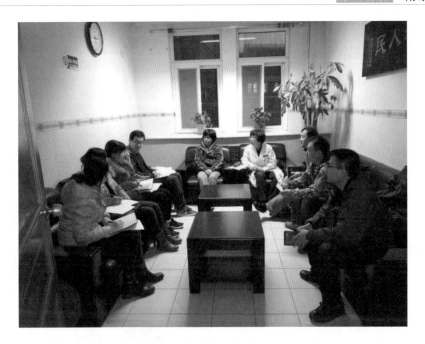

戴艳梅副院长与流调队连夜召开会议进行动员部署

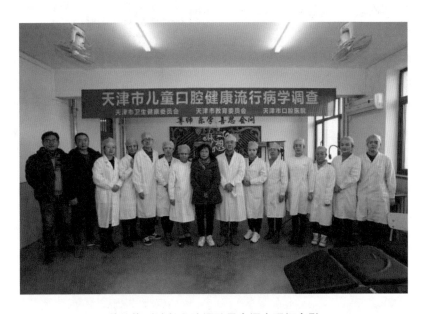

戴艳梅副院长和流调队员在调查现场合影

## 二、调查现场

1. 搬运流行病学调查物资

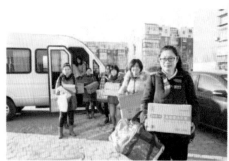
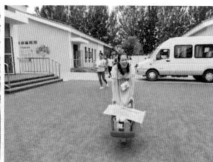

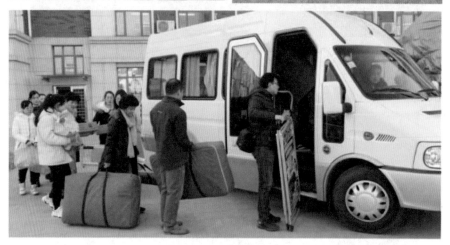

2. 现场准备工作

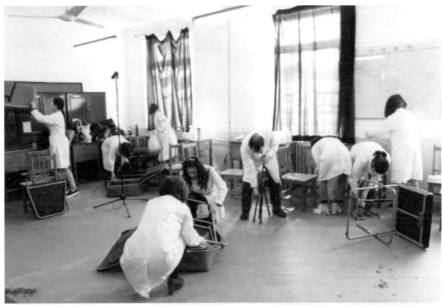

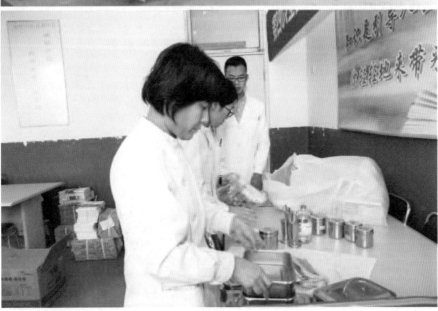

### 3. 口腔健康调查现场

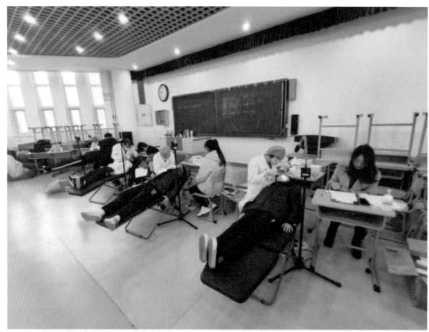

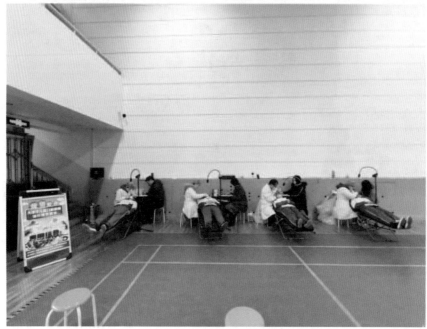

在中学进行口腔健康检查

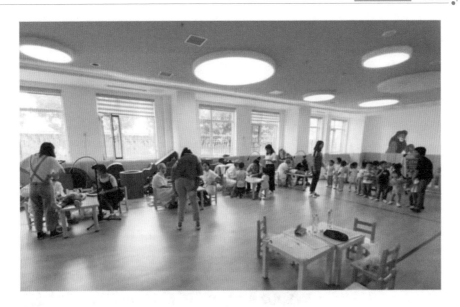

在幼儿园进行口腔健康检查

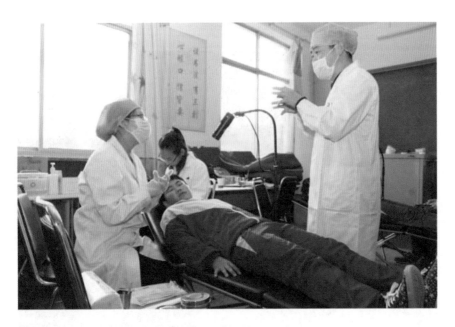

技术负责人与临床检查者沟通

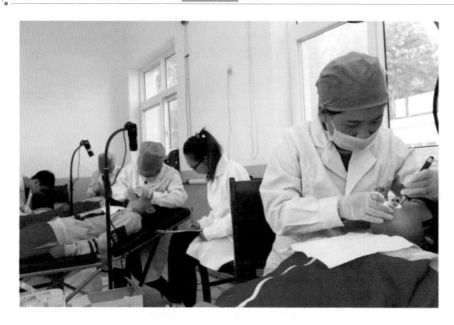

临床检查者与记录员之间密切配合

4. 口腔健康问卷调查现场

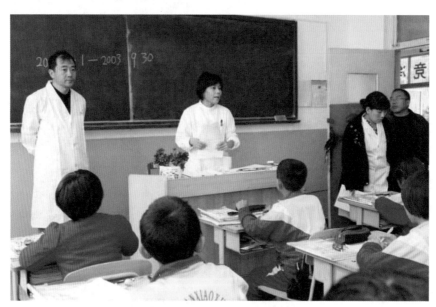

问卷调查员给学生讲解答题注意事项

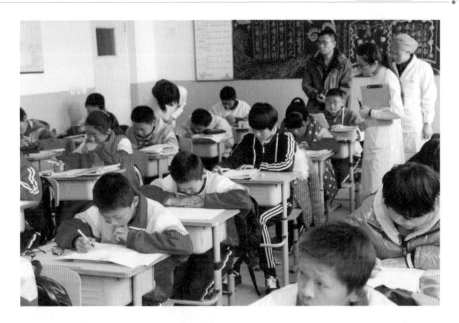

问卷调查员在现场巡视

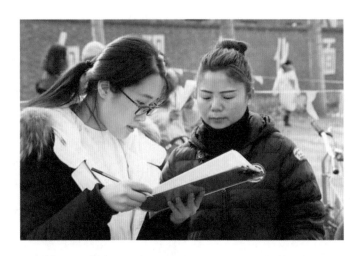

问卷调查员对儿童家长进行一对一问卷

5. 学校登记现场

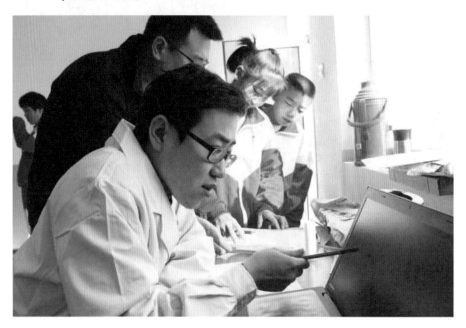

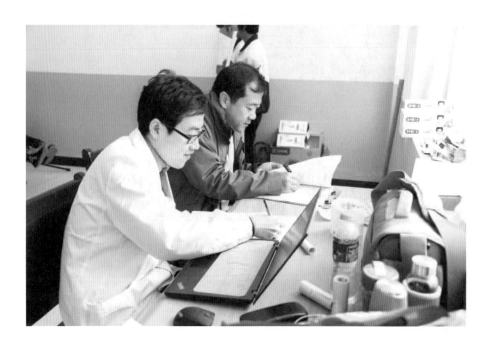

6. 技术负责人验收核查问卷、调查表等信息

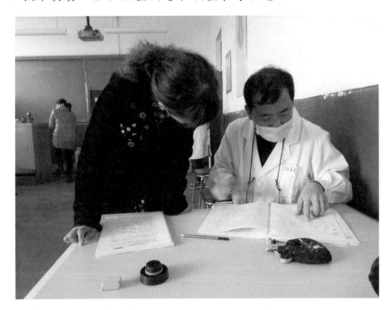

7. 做好感控工作

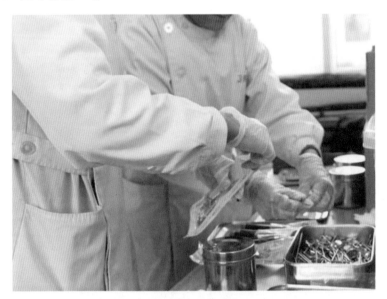

护士严格清洁器械

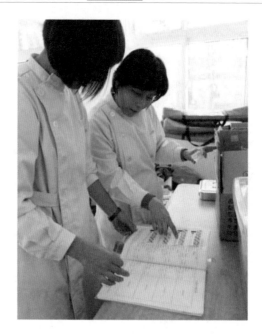

护士严格消毒器械，并做好消毒记录

8. 给同学们发放礼品

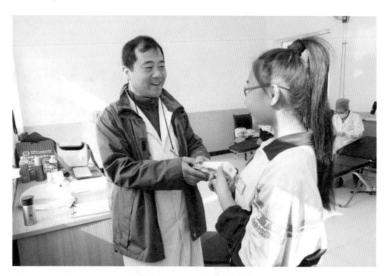

9. 流行病学调查队队员合影

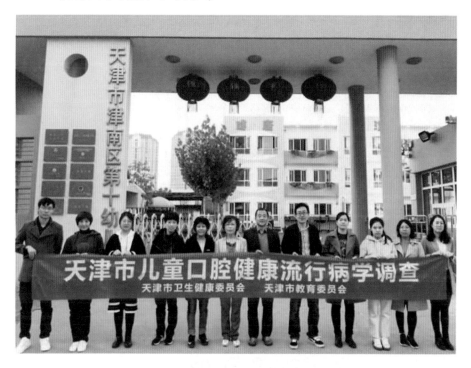

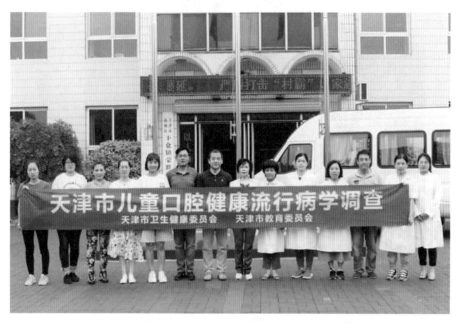

# 三、项目督导

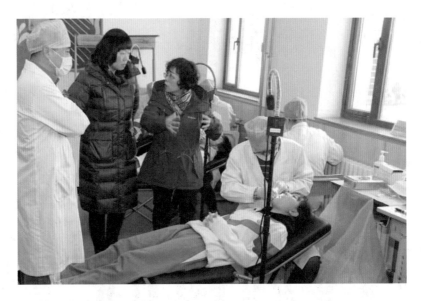

天津市卫生健康委员会疾病预防控制处处长韩金艳等领导

对项目进行现场督导

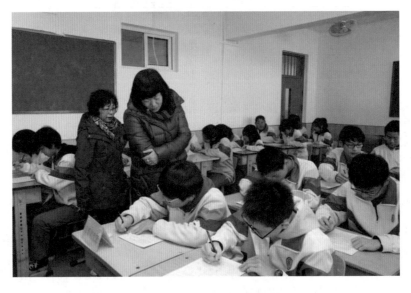

领导对问卷调查工作进行督导检查

# 四、花絮

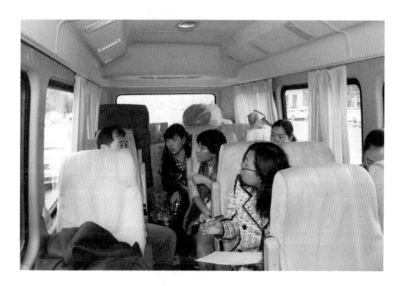

途中讨论流行病学调查的相关问题

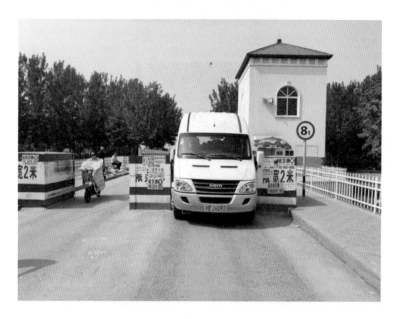

农村道路考验车技

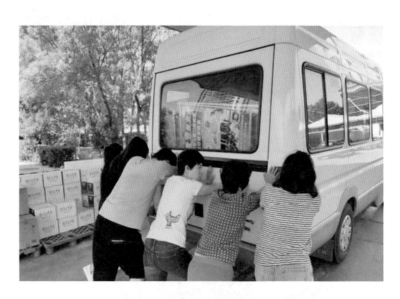

齐心协力助推流行病学调查车辆

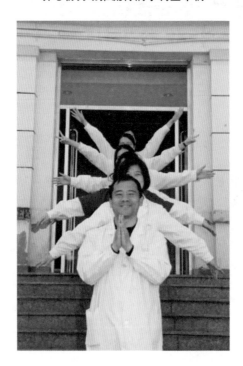

"十二手"观音

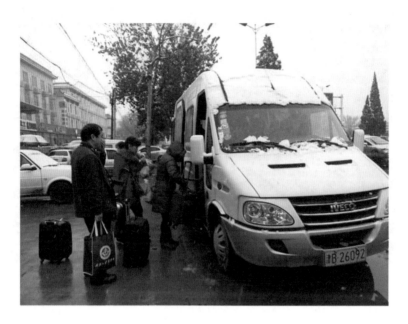

风雪无阻

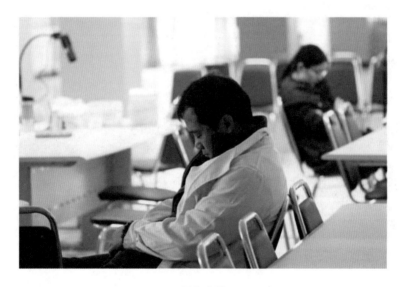

困意来袭

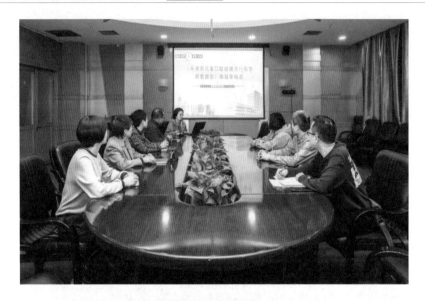

图书修订再版审稿会 1

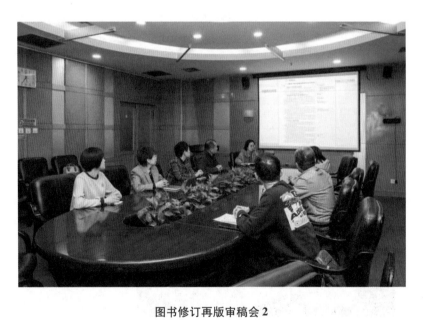

图书修订再版审稿会 2